AF320039

L. PEYRONNET

DIRECTEUR DE L'ŒUVRE HUMANITAIRE

LE

MÉDECIN DES PAUVRES

ET LES

2.000 RECETTES UTILES

Être utile à nos semblables
voilà notre but et notre seule
ambition.

L. P.

26ᵉ ÉDITION

CONSIDÉRABLEMENT AUGMENTÉE

PARIS

EN VENTE CHEZ L'AUTEUR

32, RUE CRÉMIEUX, 32

TÉLÉPHONE 028-49

1904

Tous droits réservés

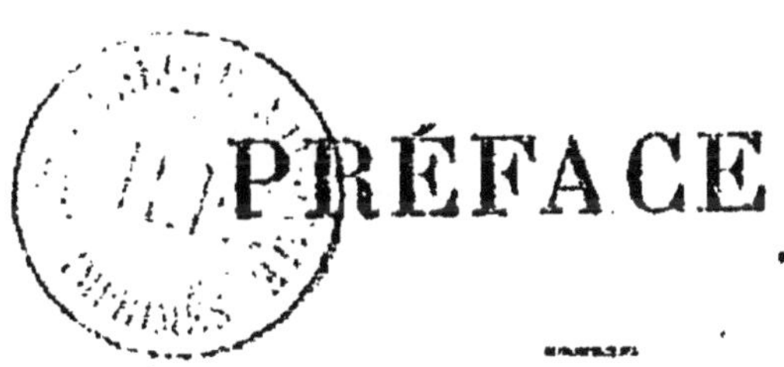

PRÉFACE

Etre utile à nos semblables, voilà notre but et notre seule ambition.

En publiant cet ouvrage, nous n'avons donc pas eu pour but, comme ne manqueront pas de le dire les charlatans et les ennemis du bien, de détruire les Docteurs et les Pharmaciens, que nous regardons comme d'utilité publique et qui devraient être créés s'ils n'existaient pas.

Nous voulons simplement donner à nos lecteurs les moyens de vivre longtemps en suivant des conseils d'hygiène à la portée de tous et que l'expérience a consacrés.

Nous voulons qu'ils aient des notions élémentaires sur les principales maladies afin de prendre certaines précautions, en attendant l'arrivée du médecin, pour que le mal ne s'aggrave pas, par leur négligence, et que l'Homme de l'Art, à son arrivée, ne soit pas obligé d'avouer qu'il est trop tard pour enrayer le mal.

Et à celui qui est dans l'impossibilité absolue

de profiter des bons conseils d'un Docteur, nous lui donnons avec plaisir quelques-unes des recettes que nos aïeux employaient; ils se portaient bien, vivaient très longtemps. Respectons, avec leur mémoire, leurs remèdes simples, faciles, peu coûteux et qui guérissent.

Oui, les herbes des champs, des jardins, etc., guérissent.

L'habitant de la campagne les a sous la main. L'habitant de la ville les a près de sa porte, nez le droguiste, l'herboriste ou le pharmacien et peut les acquérir à peu de frais.

Pour chacune de ces diverses plantes, les plus utiles, nous avons donné toutes les explications désirables : le nom français de la plante, sa famille, son nom latin, ses divers noms patois dans chaque région, ses propriétés diverses et la manière de la préparer et de l'employer dans les maladies qu'elle soulage ou guérit. Enfin l'opinion des savants.

Ces remèdes simples, préparés par la Nature, sont oubliés, dédaignés, parce que nous les foulons aux pieds, parce qu'ils ne viennent pas de quelque pays lointain. Nous leur préférons, malheureusement, des drogues très coûteuses, souvent avariées et rarement efficaces.

Nous avons cru faire plaisir à nos lecteurs en terminant ce petit livre par quelques recettes d'une véritable utilité journalière et quelques remèdes pour les animaux domestiques.

En deux mots : nous avons cherché à faire

un résumé fidèle de toutes les découvertes heureuses que la Médecine, la Chimie et l'Herboristerie ont accumulées à travers les âges pour remédier à la fragilité humaine. Nous avons surtout profité des découvertes les plus récentes. Aussi y trouvera-t-on des recettes qui datent d'hier.

Nous n'hésitons pas à dire (nous en avons les preuves) que des milliers de personnes, ayant suivi les conseils du *Médecin des Pauvres*, ont retrouvé la santé qu'elles croyaient perdue à tout jamais après avoir épuisé tous les autres conseils.

Chaque courrier nous apporte, de toutes les parties du Monde, des centaines de lettres de pauvres désespérés et abandonnés qui, grâce à notre méthode, ont pu, à peu de frais, se guérir, reprendre leur travail et donner un morceau de pain à leurs enfants. C'est notre seule récompense.

Merci, du fond du cœur, à tous ceux qui nous ont secondé dans cette œuvre philanthropique.

Nous tâcherons d'être de plus en plus digne de leurs encouragements dans notre nouvelle édition.

Professeur L. PEYRONNET.

NOTRE PETIT DICTIONNAIRE

Pour éviter des répétitions inutiles et être bien compris, nous donnons ci-après l'explication des divers mots scientifiques employés dans cet ouvrage. Nous prions nos lecteurs qui n'auraient pas fait des études spéciales de les lire attentivement.

Absorbants. — Les absorbants sont utilisés à l'intérieur comme à l'extérieur ; dans le premier cas ils se combinent aux liquides de l'estomac, dans le second ils absorbent l'humidité des plaies.

Ceux utilisés à l'intérieur sont : la craie en poudre très fine, la magnésie calcinée, le charbon de bois en poudre (surtout celui de peuplier), etc.

A l'extérieur : la poudre de lycoperdon, de lycopode l'amidon, la fécule de pommes de terre, la sciure de bois etc.

Contre les hémorragies on emploie : l'amidon l'éponge, la toile d'araignée, la charpie, la cendre du linge de toile brûlée.

Amers. — Végétaux toniques, apéritifs, dépuratifs, etc., qui nettoient l'estomac, entraînent les glaires et la bile, donnent du ton et de l'énergie aux viscères ; gentiane, petite centaurée, houblon, quassia, etc.

Apéritifs. — Ce qui réveille et excite l'appétit : ache cresson, moutarde blanche, persil asperge, absinthe, poireau, fenouil, armoise, etc.

Astringents. — Tout ce qui a la propriété de resserrer les tissus, de faciliter la cicatrisation des plaies tout en prévenant l'inflammation, ils sont employés dans les hémorragies, les dysenteries, les coupures, les diarrhées, etc.

Parmi les plantes on utilise : aigremoine, rosier, mille-feuilles, plantin, bourse-à-pasteur, ortie, noyer, argentine, chêne, feuilles de vigne, etc.

Parmi les produits chimiques : alun, sulfate de zinc, acétate de plomb, perchlorure de fer, etc.

Calmants. — Produits qui ont la propriété de calmer les douleurs et les excitations des nerfs : opium, pavot, coquelicot, éther, laudanum, camphre, etc. Les employer toujours avec précaution, car ce sont des poisons.

La laitue seule peut être employée sans aucun danger ; une bonne poignée pour un demi-litre d'eau, faire bouillir cinq minutes et boire tiède.

Cataplasmes. — On donne le nom de cataplasme à des farines ou autres substances propres à cet usage auxquelles on joint une quantité de liquide pour en faire une bouillie plus ou moins épaisse, selon les cas où l'on veut en faire usage.

Ils sont nombreux, tous doivent s'appliquer chauds à une température telle que l'on puisse maintenir le revers de la main dessus sans se brûler.

Un cataplasme ne doit pas être trop épais ni trop clair, il doit se mettre entre deux linges fins pour ne pas salir la peau, et pour qu'il s'enlève plus facilement quand on veut le renouveler.

Il ne doit être ni trop gros ni trop lourd, et ne pas dépasser par son étendue la partie malade.

Quand on renouvelle un cataplasme, on doit préparer d'abord le nouveau, puis on enlève prestement l'ancien que l'on remplace immédiatement par l'autre, afin de ne pas laisser refroidir la place.

Cordiaux. — Ce sont des médicaments excitants, ayant la propriété d'augmenter vivement la chaleur de notre corps et de relever les forces abattues

Toutes les plantes aromatiques sont cordiales, prises sous forme d'infusion, de liqueur ou de vin.

Décoction. — Quand on fait bouillir les produits destinés à une tisane, c'est une décoction. Les semences, les bois, s'emploient ordinairement en décoction. Si c'est une plante à odeur assez forte, on doit la faire bouillir fermée le plus possible, sans cela elle perdrait de son parfum.

(Voir *Infusion* et *Macération* pour les différencier.)

Dépuratifs. — On donne le nom de dépuratifs aux médicaments qui ont la propriété de chasser du sang l'impureté qui s'y est amassée par suite d'une maladie ou d'une inflammation.

PLANTES DÉPURATIVES : bardane, chicorée, cresson, douce-amère, fumeterre, scrofulaire, salsepareille, saponaire, racine de fraisier, pensée sauvage, queue de cerise, petite centaurée, chiendent, houblon, pissenlit, etc.

PRODUITS CHIMIQUES DÉPURATIFS : iodure de potassium, soufre, arséniate d'or, arséniate de soude, tous les sulfureux, etc.

Détersifs. — Médicaments propres à nettoyer les plaies et les ulcères : verveine, feuilles de bouleau, aigremoine, etc.

Digestifs. — Produits et plantes ayant la propriété de favoriser et d'aider la digestion : serpolet, sauge, thym, romarin, hysope, absinthe, camomille, origan, menthe.

Diurétiques. — Ce qui est propre à exciter la formation des urines et à en faciliter la sortie.

PLANTES DIURÉTIQUES : ail, asperges, ache, céleri, cresson, genêt à balai, groseiller noir, pissenlit, poireau, feuilles de vigne, reine des prés, chiendent, vipérine, sauge, queue de cerise, pariétaire, feuilles de frêne genièvre, etc.

MINÉRAUX DIURÉTIQUES : le sel de nitre et en généra
tous les sels de potasse.

Emétiques. — Médicaments propres à provoquer les
vomissements.

PLANTES ÉMÉTIQUES OU VOMITIVES : racine de violette
racine de muguet, racine de pensée, l'arnica, etc.

MINÉRAUX ÉMÉTIQUES : ipéca, tartre stibié, farine de
moutarde, etc.

Nous conseillons vivement un verre d'eau tiède dans
lequel on a fait dissoudre une cuillerée à bouche de sel
de cuisine, le prendre lentement par cuillère à café ;
puis agacer le fond de la langue avec une plume ou
même avec les doigts.

Emménagogues. — Médicaments qui ont la propriété
de ramener les règles, ou de les régulariser et les calmer (voir notre article *Pertes et Flueurs blanches*) : armoise, bourse-à-pasteur, marrube, romarin, sauge,
mille-feuilles, persil, ache, etc.

Emollients. — Leur propriété est de relâcher, les
tissus, de calmer l'inflammation, de produire une douce
transpiration et de rafraîchir les parties avec lesquelles
ils sont en contact. A l'*extérieur*, on les emploie en cataplasmes ou en fomentation. A l'*intérieur*, on les administre sous forme de tisanes ou de lavements : bourrache, mauve, guimauve, graine de lin, carotte, pulmonaire, bouillon blanc, pariétaire, farine de lin, figues
cuites, etc.

Excitants. — Médicaments qui augmentent la cha-
eur de la peau, accélèrent les battements du cœur et
rendent plus énergiques toutes les fonctions des diffé-
ents organes : marrube, thym, serpolet, raifort, romarin, laurier, estragon, etc.

Expectorants. — Se dit des substances propres à
faciliter l'expulsion des crachats afin de nettoyer les
canaux bronchiques : ache, bouillon blanc, hysope,

lierre terrestre, fleurs de violette, capillaire, tussilage, polygala, etc.

Fébrifuges. — Ce qui est propre à combattre les fièvres et à en prévenir le retour (voir *fièvres*) : quinquina, arnica, camomille, chicorée, lichen, petite centaurée, gentiane, tanaisie, germandrée, etc.

Fomentations. — Ce sont des frictions opérées avec un liquide chaud, soit à la main, à la brosse, à l'éponge, avec de la flanelle ou tout autre corps.

Frictions. — Opération qui consiste à frotter une partie du corps soit au sec soit au mouillé, avec un liquide approprié à la circonstance.

Fumigations. — Cette opération consiste à exposer une partie quelconque du corps à la vapeur d'un liquide en ébullition ou à la fumée de plantes aromatiques que l'on fait brûler.

Gargarismes. — Médicaments liquides destinés à cautériser l'inflammation ou l'ulcération du fond de la bouche et du gosier.

Voici un gargarisme qui donne de bons résultats faire bouillir une poignée de ronces ou de serpolet dans un demi-litre d'eau, 5 minutes, passer la tisane, ajouter une cuillerée à café d'alun en poudre et une cuillerée à café de sel de cuisine pour un verre de tisane. Se gargariser trois ou quatre fois par jour.

Hydrothérapie. — Traitement des maladies par l'eau froide.

Hygiène. — Partie de la médecine dans laquelle on traite des règles à suivre pour maintenir sa santé en bon état, et pour prévenir les maladies.

(Voir conseils d'hygiène, page 25.)

Infusion. — L'infusion est d'un usage très fréquent. Elle se fait en jetant sur les plantes que l'on a mises dans un vase, de l'eau bouillante ; puis, quand le liquide est tiède, on le passe et on le boit. L'infusion est spécialément employée pour les parties les plus délicates des plantes, les fleurs surtout, qui cèdent facilement à l'eau leurs principes actifs.

Injections. — Produits liquides destinés à être introduits dans l'une des cavités du corps ; on se sert pour les injecter, d'une seringue ordinaire, d'un clysopompe ou d'un appareil spécial nommé irrigateur ou injecteur.

Irritants. — Produits qui ont la propriété d'irriter, d'exciter, de produire de la chaleur, de la rougeur, de la tension : farine de moutarde, vesicatoires, ammoniaque, etc.

Lavements. — Médicaments liquides, administrés par le rectum, pour faciliter la sortie des excréments dans la constipation ou même pour traiter certaines maladies.

Laxatifs. — Se dit des médicaments qui relâchent le ventre et purgent légèrement.

Liniments. — Ce sont des compositions d'huile, d'alcools et de produits actifs. On ne les emploie pas en frictions, mais simplement en applications sur les parties malades.

Lotions. — On donne le nom de lotions à des lavages que l'on pratique sur une partie ou la totalité du corps, soit avec de l'eau fraîche ou des compositions appropriées à la circonstance.

Les lotions à l'eau froide constituent l'un des meilleurs remèdes pour fortifier les enfants et les jeunes gens. Ils deviennent ainsi moins sensibles aux froids et surtout aux rhumes. Les lotions à l'eau froide fortifient les personnes faibles. Nous les conseillons aussi aux personnes nerveuses.

Il faut les prendre cinq minutes après le saut du lit et une fois par semaine.

Macération. — Elle se fait en laissant pendant un temps assez long (dix à quinze heures au moins et parfois même 4 à 8 jours), les plantes ou substances diverses baignées dans l'eau, à la température ordinaire, ou dans tout autre liquide.

Muratif. — Se dit des substances qui hâtent la suppuration.

Narcotiques. — Nom donné aux substances qui ont la propriété de provoquer le sommeil et de calmer les douleurs. On les appelle aussi calmants : opium, belladone, datura, jusquiame, etc. A fortes doses, ce sont des poisons violents.

Pituite. — C'est une affection de l'estomac dont le symptôme spécial est le rejet de la salive décomposée.

(Voir le mot *absorbants* et *maux d'estomac*).

Purgatifs. — Médicaments qui, administrés par la bouche ou l'anus, déterminent des selles plus ou moins abondantes.

PLANTES PURGATIVES : rhubarbe, feuilles de frêne, manne, les liserons, lierre grimpant, moutarde blanche, séné, suc des feuilles de violette, graine de lin, etc.

PRODUITS CHIMIQUES PURGATIFS : calomel, magnésie, magnésie anglaise, sulfate de soude, sulfate de potasse, huile, etc.

Reconstituants. — Médicaments qui ont la propriété d'exciter l'action vitale et d'augmenter les forces par leurs vertus toniques et fortifiantes.

Stimulants. — Voyez *Excitants*.

Sudorifiques. — Produits dont la fonction principale est la formation des sueurs. Ils sont *internes* ou *externes* selon qu'ils opèrent de l'intérieur en provoquant la transpiration, tels que : les infusions très chaudes de plantes aromatiques ou émollientes : sauge, mélisse anis. camomille, bourrache, angélique, menthe, vipérine, etc.

MOYENS EXTERNES : Les bains chauds, les bains de vapeur, la chambre chaude, les frictions énergiques.

Tisanes. — Le mot tisane se dit aussi bien de l'infusion, de la décoction, de la macération ; néanmoins, en général, elle signifie *décoction*.

Toniques. — Les toniques ont la propriété d'augmenter les forces du corps ou de certains organes d'une manière graduelle, mais non précipitée : les amers, les ferrugineux, les nourritures substantielles. L'emploi doit en être continué assez longtemps pour obtenir de bons résultats.

Vermifuges. — Tout ce qui a la propriété de chasser les vers du corps de l'homme et des animaux : absinthe, marrube, tanaisie, ail, fougère-mâle, semences de citrouille, gentiane, citron, grenadiers, etc.

Vomitifs. — Voir le mot *Émétique*.

PRÉPARATIONS LES PLUS USUELLES

DE LA MÉDECINE DOMESTIQUE

Bains. — La température des bains doit être, en moyenne, de 35 à 40° ; les bains, en général, ne doivent être administrés ni dans les accès de fièvre, ni dans la sueur, et l'on doit attendre que la digestion soit bien terminée, 5 heures après le repas.

Mêmes précautions pour les *bains de siège*.

Pour les *bains de pieds*, qu'ils soient simples ou composés, on doit les préparer avec de l'eau tiède d'abord, puis élever la température peu à peu en ajoutant de l'eau bouillante jusqu'au degré que l'on veut obtenir.

Bain alcalin. — Le bain alcalin se prépare en faisant dissoudre 500 grammes de sous-carbonate de soude dans le bain.

Bain aromatique. — On se sert de 500 grammes de plantes aromatiques ou de tilleul que l'on enveloppe dans un linge et que l'on plonge dans un bain laisser pendant toute la durée du bain.

Bains de Barèges. — Le bain de Barèges ou bain sulfureux se prépare en faisant dissoudre 120 à 125 grammes de sulfure de potasse ou de soufre dans l'eau du bain. Se servir d'une baignoire spéciale non étamée et enlever de la salle où l'on prend le bain tout objet en argent ou argenté.

Bain gélatineux. — Ajouter à un bain simple 500 grammes de gélatine concassée.

Bain de pieds à la moutarde. — On délaie 125 grammes de farine de moutarde dans de l'eau à peine tiède, puis ajouter de l'eau chaude peu à peu ; bien se garder d'y ajouter du vinaigre. On peut remplacer la moutarde par 200 grammes de sel gris ou bien par une forte pelletée de cendres.

Bain salé. — Trois kilos de sel de cuisine par bain.

Bain sédatif Raspail. — Verser dans le bain 20 grammes d'alcool camphré, 200 grammes d'ammoniaque et 500 grammes de sel gris.

Cataplasmes. — Le cataplasme de farine de lin se prépare en délayant la farine dans l'eau et faisant bouillir ; on place le cataplasme entre deux mousselines ou deux linges fins et on l'applique sur l'endroit indiqué ; recouvrir d'un morceau de flanelle ou de laine et de taffetas gommé. S'il y a une addition à faire, huile camphrée, laudanum, extrait de Saturne, baume tranquille, c'est sur la surface du cataplasme et au moment de l'appliquer que se versent ces substances.

Fumigations. — Les fumigations sont sèches ou humides : *sèches*, elles se préparent en jetant sur des charbons ardents des poudres, telles que le benjoin, le soufre, les baies de Genièvre, etc.; *humides*, on les prépare en versant de l'eau bouillante sur les substances aromatiques et en faisant usage de la vapeur qui s'en dégage.

Injections. — On entend par injection l'introduction d'un liquide médicamenteux dans certains canaux ou dans différentes cavités naturelles ou morbides du corps. Se servir, autant que possible, de seringues en verre pour les injections utérines contenant des principes minéraux, tels que perchlorure de fer, sulfate de zinc, cuivre, alun, tannin, etc. Dans les injections ordinaires, à l'eau simple ou à l'eau provenant d'une infusion végétale : morelle, pavots, feuilles de noyer, roses, etc., l'irrigateur est l'instrument le plus commode, quoique les différents instruments en caoutchouc remplissent le même but.

Lavements. — Même façon de faire que pour les injections.

Sangsues. — La première condition pour que les sangsues prennent bien est de laver à l'eau tiède et d'essuyer avec soin la place où on veut les poser. Cela fait, on met les sangsues dans un verre ou sur une compresse de linge bien propre et on les applique. Il faut les toucher le moins possible. Bien se garder de les exciter en mettant, sur la partie indiquée, du lait, du vinaigre ou tout autre substance ; si elles refusaient de prendre assez vite, on pourrait les passer à l'eau pendant quelques instants, bien les essuyer et les appliquer à nouveau.

Sinapisme. — 1º Avec la farine de moutarde. Délayer la farine de moutarde dans l'eau à peine tiède et appliquer directement sur la peau.

2º Avec les feuilles de papier moutarde. Placer, pendant quelques secondes le sinapisme dans une assiette où l'on verse une légère couche d'eau froide et le poser tout mouillé sur la peau. Le maintenir pendant quelques moments à l'aide d'un mouchoir ou d'une bande de toile.

Tisanes. — Les tisanes sont les boissons ordinaires des malades. Pour éviter le dégoût, on devra les préparer avec beaucoup de soin, en faire peu à la fois et changer de temps en temps, si c'est possible. Les tisanes se préparent par *infusion*, par *décoction* ou par *macération*.

Les tisanes par *infusion* comprennent les fleurs, les feuilles, les plantes aromatiques : pour faire une infusion, on met la substance à traiter dans un vase, on laisse 10 à 15 minutes et on passe au travers d'un linge fin et très propre.

Les tisanes par *décoction* comprennent les bois, les racines, les écorces, etc. ; pour faire la décoction, on fait bouillir les substances dans l'eau pendant 10 à 20 minutes, suivant la racine et le bois, puis on passe.

La *macération* se fait en laissant le liquide et la substance dont on veut utiliser les principes en contact, à froid, plus ou moins longtemps.

Ventouses. — Ce sont des petites cloches en verre que l'on applique sur la peau, après avoir fait le vide au moyen d'un morceau de papier enflammé. On distingue les ventouses *sèches* et les ventouses *scarifiées*. Sous l'influence du vide produit par la ventouse sèche, la peau se boursoufle et le sang y afflue ; de là l'effet révulsif des ventouses sèches. Dans la ventouse scarifiée on a, outre l'effet révulsif, une émission sanguine plus ou moins abondante.

Vésicatoires. — Avoir soin de bien nettoyer la place où on veut l'appliquer, le serrer sur la peau, l'y fixer au moyen de sparadrap et retenir le tout au moyen d'une serviette. Un vésicatoire a produit son effet quand, en le soulevant, on aperçoit une ou plusieurs grosses cloques. Dans ce cas, on enlève le vésicatoire, on perce la cloque pour permettre au liquide qui s'y trouve de s'écouler et on fait un pansement soit au cérat, soit à sec.

Il faut de 10 à 12 heures pour obtenir l'effet ci-dessus indiqué.

QUELQUES MOTS

Sur les Objets qui servent aux pansements.

Une plaie est une porte toujours ouverte à toutes sortes de complications. L'infection de plaies était une chose récemment encore si fréquente et si redoutable que l'illustre Nélaton répétait souvent qu'il faudrait élever une statue d'or à l'homme qui supprimerait ce fléau. Grâce à l'impulsion et aux découvertes de Lister en Ecosse et de Pasteur en France, on a rapidement perfectionné les procédés et les matières des pansements.

La première de toutes les précautions, la plus indispensable, est une **minutieuse propreté et des personnes et des objets** qui viennent au voisinage et contact d'une plaie.

Donc, une main qui entreprendra un pansement aura été au préalable lavée **à plusieurs eaux** et enfin passée dans une solution désinfectante (phéniquée, thymolée, etc.).

Les linges, ouate, charpie, bandes, etc., auront également été passés par une série de lavages, dont le dernier dans une solution antiseptique.

Jamais le même objet ne servira deux fois à un pansement sans avoir été, au préalable, désinfecté à **fond.**

Linges. — Les linges qui servent aux pansements doivent être demi-usés et blancs de lessive.

Charpie. — La charpie est préparée avec du linge

chanvre ou du linge demi-usé et *très propre*. La plus souvent, la charpie se fait au moyen de bandes mesurant trois travers de doigt.

La charpie est aujourd'hui couramment remplacée par de la *ouate* ayant subi des préparations spéciales qui lui permettent de boire les liquides avec lesquels elle est mise en contact. La ouate ainsi préparée est dite : *ouate* ou *coton hydrophile* (perméable).

Gaze. — Sous ce nom, on emploie beaucoup en bandes, en compresses, etc., de la tarlatane ayant subi plusieurs lessivages.

Bandes. — Les bandes doivent être faites avec du linge usé. Celles qui ne seront pas en contact avec la plaie pourront être en coton. Elles doivent être coupées en droit fil. S'il est nécessaire d'en ajouter plusieurs pour arriver à une longueur suffisante, on les réunira par un *surjet*. On doit toujours les conserver *roulées*.

Éponges. — Elles servent à nettoyer les plaies. Il les faut choisir fines et bien désinfectées. Leur emploi devient de plus en plus rare ; on les remplace par des boulettes de coton hydrophile qui ne servent qu'une fois et qu'on brûle aussitôt.

Taffetas gommé. — Se met par-dessus le pansement pour éviter qu'il se refroidisse, qu'il se dessèche ou qu'il se souille. Maintenant on tend de plus en plus à n'employer que le taffetas chiffon, plus coûteux, il est vrai, mais aussi plus souple et plus durable.

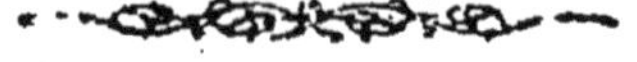

PREMIERE PARTIE

L'HYGIÈNE

L'Hygiène est la science qui enseigne le secret de nous préserver des maladies qui nous menacent, c'est la conservation de la santé et la prolongation de la vie ; c'est donc aussi la prolongation du bonheur, puisque, sans la santé, l'existence est pénible et la vie est à charge.

La santé qui est le plus précieux des biens, est aussi le plus gaspillé des trésors.

L'art de conserver la santé consiste dans l'application des règles hygiéniques, et, si chacun voulait utiliser nos conseils dans l'occasion, il réussirait à maintenir ou à ramener facilement dans son état normal les rouages de cette machine compliquée que nous appelons le corps et le soustrairait à bien des maladies que l'ignorance seule laisse souvent développer en nous, au préjudice de notre santé, de notre repos, de notre bourse et souvent même de notre vie.

La Propreté

On dit couramment qu'il vaut mieux prévenir le mal qu'avoir à le soigner et qu'il est plus agréable de payer son boulanger que son médecin. Ces propos sont parfaitement justes et se peuvent traduire en la formule suivante : faites de l'hygiène pour prévenir les maladies, c'est-à-dire soignez-vous avant d'être malade.

Or, se soigner ne veut pas dire avaler des drogues : se soigner, c'est prendre soin de sa personne, et parmi les soins les plus indispensables, la propreté tient le premier rang. Pour être propre, il ne suffit pas de se débarbouiller la figure et les mains tous les matins dans une petite cuvette qui contient la valeur d'un verre à liqueur d'eau; la propreté, c'est quelque chose de plus compliqué. Tous les matins, dans une large cuvette, bien profonde, bien remplie d'eau, vous puisez largement, à l'aide d'une serviette, d'une serviette-éponge ou d'une éponge, le liquide nécessaire à vous débarbouiller à fond le visage, le cou, les épaules; — n'épargnez pas e savon, puis rincez à grande eau. Après, c'est le tour des mains, des avant-bras et des bras. Frottez, frottez toujours, c'est la santé du corps. Toutes les semaines, prenez un grand bain tiède, toujours à grand renfort de savon; ce qui ne vous empêchera pas de vous tuber tous les matins, si vous aimez l'eau froide, ou de prendre un bon bain de pieds — quand vous en avez fini avec la peau, nettoyez-vous les dents avec une bonne brosse et un demi-verre d'eau bouillie dans aquelle vous ajouterez quelques gouttes d'un élixir antiseptique quelconque Répétez cette opération après chaque repas, et vous vous en trouverez bien. Est-ce tout ? Non. Faites vos ongles; lavez-vous les mains plusieurs fois par jour ; changez de linge pour la nuit ; changez souvent le linge qui touche directement votre corps. Voilà le minimum des soins de propreté que doit prendre toute personne qui a la prétention d'être propre.

(Voir la Table des Matières : *Eau de Beauté*.)

ALIMENTS

Entre les services que rend de nos jours la science si moderne de l'hygiène, il n'en est pas de plus important que la recherche d'une alimentation saine.

Tous les articles qui y concourent sont quotidiennement l'objet d'analyses dont les résultats sont répandus aux quatre coins du monde. La liste en serait longue et instructive à établir. On demande à chacun d'eux ce qu'il contient, de quels éléments il est formé et comment ces éléments se comportent dans l'organisme humain.

On en arrive ainsi graduellement à savoir quel est le meilleur mode d'entretien de notre organisme, les dangers à éviter, les améliorations à obtenir.

Et tout ce que produisent la terre ou la main, le champ ou l'usine, se trouve chaque jour mieux utilisé aux besoins de notre espèce. Les épidémies se font plus rares. Les maladies sont moins cruelles. La santé générale est plus constante. Non seulement on vit plus agréablement, mais on vit plus longtemps et, en dépit des propos décourageants des misanthrophes, nous ne pouvons nous empêcher de nous intéresser aux progrès scientifiques qui ont pour objet de prolonger dans la plus large mesure le cours de notre existence, si attristée qu'elle puisse être par les circonstances.

L'ho me est tellement mortel qu'il a toujours besoin de manger pour vivre ; mais il ne doit pas non plus vivre pour manger, et il doit toujours observer en tout la plus stricte sobriété. C'est la sûre règle pour conserver sa santé intacte.

On doit toujours se lever de table avec un restant d'appétit.

La sobriété seule prévient et guérit souvent bien des maladies.

L'intempérance tue ou appesantit nos facultés intellectuelles. Après un repas copieux, on a moins d'esprit dans le cerveau ; on est plus animal et moins homme.

En hiver, une nourriture substantielle ; en été, une nourriture plus légère.

L'estomac est inconstant, l'uniformité le gêne, et la Providence semble avoir voulu lui donner raison en nous donnant à chaque saison les aliments qui doivent entrer dans cette variété.

Les aliments malsains et l'intempérance produisent beaucoup de maladies. On ne peut douter que le bon ou le mauvais état de la constitution du corps ne dépende presque entièrement du régime. Le régime est donc d'une grande importance pour la santé.

Lorsque les aliments sont altérés, corrompus, falsifiés, on est exposé à de graves dérangements d'estomac ou d'intestins ; on a des vomissements,

on éprouve des dévoiements ; les maladies épidé-
miques contagieuses, la fièvre putride n'ont souvent pas d'autre origine. L'intempérance abrège la
vie parce qu'elle irrite les fonctions digestives;
empêche leur bonne digestion de se faire, et occasionne en outre de nombreuses indigestions. On
est sûr d'avoir une heureuse vieillesse et de bien
se porter en suivant le principe de *ne prendre
d'aliments et de boissons qu'on n'y soit sollicité par
l'appétit et la soif.*

On doit varier les aliments suivant les besoins
de l'économie animale, mais on ne doit jamais
faire usage d'une substance alimentaire que l'on
sait par avance ne pouvoir supporter, malgré le
plaisir qu'on éprouverait à en goûter. Les personnes qui s'habituent à n'user que de certains
aliments finissent à la longue par ne pouvoir en
supporter d'autres. Il faut donc varier les aliments autant que possible. Terminons en disant
que ce n'est pas ce que l'on mange qui nourrit,
mais ce que l'on digère.

Hygiène de la Digestion

La quantité d'aliments utiles à absorber est difficile à apprécier exactement, car elle varie suivant l'âge, le sexe, le climat, etc., mais d'une
façon générale elle doit être proportionnelle à la
dépense.

On a calculé en moyenne que l'alimentation d'un
adulte ne devait pas s'éloigner, par jour, de
400 grammes de carbonne et 20 grammes d'azote,
éléments qu'on trouve réunis dans 350 grammes
de viande et 900 grammes de matière féculente

sèche, auxquels doivent s'ajouter 500 grammes de liquide, soit un demi-litre d'eau. Les aliments solides pourront donc se répartir en :

Pain............... 800 grammes.
Viande........... 350   —
Riz............... 100   —

Pour obtenir une bonne digestion, il faut mâcher les aliments de façon à les broyer le plus possible, manger lentement, prendre une nourriture saine, ne prendre que la quantité qu'il est possible de digérer ; manger peu le soir ; ne jamais manger sans appétit et cesser lorsqu'il est satisfait ; prendre un exercice modéré après le repas, et ne pas se mettre au lit immédiatement après avoir mangé.

Lait

Le lait convient aux femmes, aux enfants, aux gens sédentaires et aux convalescents.

Il est quelques personnes dont l'estomac ne peut digérer le lait, parce que le suc gastrique de leur estomac est trop acide et coagule le lait en quelques minutes. Dans ce cas on doit, pour éviter cet inconvénient, ajouter un gramme et demi de bicarbonate de soude par bol de lait.

Pris avec du chocolat, le matin, il forme un déjeuner des plus hygiéniques quand le chocolat est de bonne qualité.

COMMENT ON RECONNAIT SI LE LAIT EST PUR OU NON

Le moyen de vérification le plus simple est peut-être celui-ci :

On prend une aiguille d'acier à tricoter qu'on

frotte bien pour n'y laisser adhérer aucune matière grasse. Cette aiguille, on la plonge dans le lait et on la relève verticalement.

Si le lait est pur, il en restera une goutte à la pointe.

N'en reste-t-il pas du tout ? il est fort à parier que le lait a été *allongé* dans des conditions frauduleuses.

Beurre

Le beurre, qui est la réunion de toutes les petites bulles de graisse que contient le lait, convient à tous les âges.

BEURRE FALSIFIÉ

Parmi les fraudes dont cet aliment peut être l'objet, il faut remarquer l'emploi de la margarine qu'on y introduit. La margarine est un extrait de suif de mouton. Cette matière n'est sans doute pas malfaisante, mais ce n'est pas le beurre et il faut y veiller.

Pour reconnaître s'il y a de la margarine dans le beurre que vous achetez, il vous suffira de faire fondre le morceau que vous voulez analyser et de le refroidir brusquement dès que la fusion est opérée. En cas de mélange frauduleux, la graisse tombe au fond du récipient et le beurre monte à la surface, laissant une ligne de démarcation très visible.

BEURRE TOUJOURS FRAIS

Après avoir bien lavé et soigneusement essuyé le beurre avec un linge, on en remplit des pots de grès en ayant soin de n'y laisser aucun vide. Ces pots sont ensuite placés dans une chaudière à moitié pleine d'eau que l'on chauffe ensuite jusqu'à pleine ébullition. Quand l'eau est refroidie on retire les pots. Le beurre ainsi traité est aussi frais au bout de dix mois qu'au sortir de la baratte.

Fromage

Le fromage, qui n't autre chose que du lait coagulé, a été, de tout temps, considéré comme condiment digestif et complément indispensable d'un repas.

FROMAGE FALSIFIÉ OU AVARIÉ

Le fromage n'est trop souvent qu'un composé des éléments les moins précieux du lait dont on a enlevé en partie la crème.

Il n'est pas rare que les veines et les points bleuâtres qui se distinguent dans les bons fromages de Roquefort et autres ne proviennent que d'une addition de matières étrangères dont la moisissure donne les apparences de la bonne qualité.

Outre les fromages falsifiés, il y a aussi ceux qui ont subi des altérations par avarie. La fermentation est un des cas les plus ordinaires, et voilà pourquoi il convient de tenir le fromage dans un endroit frais. C'est à ses caves que Roquefort doit en partie la réputation de ses produits.

RÔLE DU FROMAGE DANS LA DIGESTION

Voici l'opinion émise par le docteur Fonssagrives dans son *Dictionnaire de la Santé* :

« Le fromage est au dessert ce que le potage est au corps du repas et, n'en déplaise à l'arrêt opposé, formulé par tous les hygiénistes, le fromage très salé, rendu piquant par l'ammoniaque qu'il dégage, celui en un mot dont parle Berchoux, *qui doit tout son mérite aux outrages du temps*, est autrement digestible que le fromage frais. Il réveille les papilles gustatives affadies par les aliments dont elles ont subi le contact, relève l'appétit et apporte à l'estomac une condition de stimulation sécrétoire favorable à l'accomplissement de ses fonctions. Le fromage ne saurait être considéré comme un condiment et il vaut d'autant plus qu'il stimule davantage.

« Les anciens aimaient beaucoup le fromage. »

Nous sommes de son avis ; nous ajoutons cependant que, s'il faut du fromoge stimulant, pas trop n'en faut. L'abus amène des maladies d'estomac.

Œufs

Les œufs sont un aliment nourrissant et qui convient surtout aux convalescents, aux enfants, aux femmes et aux gens sédentaires. Quand ils sont cuits à l'état dur, ils sont peu nourrissants et d'une longue digestion. Dans tous les cas, ne manger que des œufs frais.

L'AGE DES ŒUFS

Nous recommandons le procédé suivant, comme depuis longtemps, mais tombé en oubli, pour reconnaître l'âge des œufs et distinguer ceux qui sont frais de ceux qui ne le sont plus. Cette méthode est basée sur la densité de plus en plus faible que prennent les œufs en vieillissant.

On dissout 120 grammes de sel de cuisine dans un litre d'eau. L'œuf du jour, abandonné dans cette dissolution, descend jusqu'au fond du vase. L'œuf est-il âgé de trois jours, il nage dans le liquide; est-il âgé de plus de trois jours, il flotte à la surface du liquide et tend à s'éloigner de plus en plus d'autant qu'il est plus vieux.

Pain

Le pain de blé est plus nourrissant que le pain de seigle et le pain de maïs, parce qu'il contient du gluten en plus grande quantité. La mie est plus nourrissante que la croûte, parce qu'elle contient plus de fécule. Voulant faire du pain, prenez le son que l'on a bluté et le mettez dans une chaudière d'eau et le faites bouillir; puis le passez, et pétrissez votre pain de cette eau blanchie, et il sera beaucoup plus substantiel et vous aurez un quart de plus de pain qu'à l'ordinaire.

FALSIFICATION DU PAIN

Le pain est la base de l'alimentation populaire. Il importe à la santé publique qu'il soit exempt de tout mélange étranger, nocif ou non. Or, on peut juger de la délétère influence que peut avoir sur l'organisme des travailleurs qui n'ont souvent pas le moyen de se procurer une autre nourriture, la craie, l'alun, le plâtre, la sciure de bois et autres matières susceptibles d'être pulvérisées et amalgamées avec le froment.

Epreuve. — Si vous la soupçonnez d'être suspecte : 1° Jetez une pincée de farine dans de l'eau, si elle contient de la craie ou du plâtre, ces matières, étant plus lourdes, iront au fond.

2o Faites bouillir de la mie de pain dans l'eau, le même effet se produira.

Poissons

Les poissons appelés animaux à chair blanche se digèrent promptement, sans peser sur l'estomac mais à la condition d'être bien cuits, surtout le goujon, la jeune carpe, le cabos, le barbeau, le brochet et le mulet.

Il faut toujours préférer les poissons des rivières à ceux des étangs, par la raison que la chair de ces derniers est indigeste.

Quelques personnes accordent leur préférence aux poissons gras; elles ont tort, car leur chair est plus difficile à digérer.

La chair de la carpe trop grasse, de l'anguille et de la lamproie sont aussi de difficile digestion.

Châtaignes

La châtaigne forme encore la base de l'alimentation de certaines contrées de la France et est un aliment léger et très nourrissant, à la condition expresse qu'elle soit parfaitement cuite dans l'eau

Dans le cas contraire, elle gonfle l'estomac et donne de légères indispositions.

Fèves, Lentilles

La fève mangée fraîche forme une nourriture très légère; mangée mûre et en purée, elle a une qualité plus nutritive. Il en est de même de la lentille et des petits pois.

Haricots

Ils donnent des gaz parce qu'ils contiennent beaucoup de mucilage. Mangés en purée, comme la fève, ils n'incommodent pas et ont des propriétés rafraîchissantes.

Pommes de terre

La pomme de terre est un des aliments dont la digestion est des plus faciles; elle doit être préférée à tous les autres légumes, à la condition qu'elle soit bien parvenue à son point de maturité. Elle contient beaucoup de fécule, environ le quart de son poids.

Riz

Le riz doit être bien cuit et crevé avant d'être mangé; à cette condition seulement, c'est un aliment léger et très nourrissant, en ce sens qu'il renferme beaucoup de fécule.

VIANDES

En général les viandes rôties sont les meilleures et celles que l'on conseille toujours aux personnes qui ont besoin d'être bien nourries; la viande rôtie doit son goût délicieux à ce que la cuisson s'est faite dans son propre jus et qu'elle n'a perdu aucune de ses propriétés nourrissantes, ni de sa saveur.

Bœuf

La viande de bœuf rôtie est l'aliment le plus nourrissant, à la condition qu'elle soit peu cuite; elle active les fonctions digestives et restaure le corps plus promptement que tout autre aliment; seulement, il ne faudrait pas en manger continuellement, par la seule raison qu'étant trop nourrissante, elle pourrait occasionner des indispositions qu'il est bon d'éviter.

Mouton

La chair du mouton est presque aussi nourrissante que celle du bœuf; elle contient moins de jus et doit aussi être peu cuite.

Porc

La chair de porc fraîche est très nourrissante, mais elle est un peu difficile à digérer.

Elle demande par sa nature des excitants et des épices qui en facilitent la digestion.

Il est bon de ne pas en faire un très long usage.

La ladrerie du porc donne le ver solitaire; si on a des doutes, il faut bien faire cuire la viande pour faire disparaître les germes d'animalcules.

L'AIR

L'air étant nécessaire à l'homme, et le plus impérieux de ses besoins étant celui de respirer

Il est de la plus haute importance de u renouveler chaque jour dans les appartements, en tenant les fenêtres ouvertes pendant quelques heures.

Il faut éviter avec soin les courants d'air quand on transpire.

(*Voyez désinfectant.*)

BOISSONS

Eau

L'eau est la meilleure des boissons lorsqu'elle est légère. Préférez celle des rivières ou des fontaines qui peuvent la laisser couler, à celle des puits, parce qu'elle est mélangée d'une plus grande quantité d'air.

Bien que l'eau ne soit pas un aliment, les personnes qui ont une vie sédentaire doivent en user de préférence, parce qu'elle rend la digestion plus facile et donne une santé excellente. Il ne résulte pas de cela que nous devrions bannir l'usage du vin, mais nous voulons faire entendre que l'homme de cabinet ne doit point en boire comme l'homme des champs, parce qu'il ne dépense pas autant de forces et qu'il n'a pas besoin d'aliments aussi nutritifs pour les réparer.

Abstenez-vous, autant que faire se pourra, de boire de l'eau-de-vie, et rappelez-vous qu'un petit verre de cette boisson représente au moins huit verres de vin; la santé et la bourse s'en trouvent mieux.

Si l'eau favorise la digestion, il ne faut cependant pas en boire en trop grande quantité à ses repas, car l'inverse se produirait, la digestion serait alors troublée. On dit bien buvez lorsque vous avez soif, mais il ne faut pas le répéter trop souvent, surtout en été, on fatiguerait l'estomac. Une eau bien fraîche est celle qui désaltère le mieux; on doit bien se garder d'en boire lorsque le corps est dans un état de sueur, ou de grande fatigue, ce qui pourrait occasionner de graves maladies: pleurésie, dysenterie, et souvent même la mort. Si par suite d'une longue marche, étant exténué de fatigue, vous avez la bouche sèche, et que vous disiez, suivant le dit-on de tous les jours: je meurs de soif, prenez alors un verre d'eau fraîche acidulée, soit avec du citron, de l'orange, des cerises, ou de la groseille,.

POUR RECONNAITRE L'EAU POTABLE

Une recette pour l'analyse sommaire des eaux potables est toujours bonne à noter.

D'après ce que rapporte la *Technologie sanitaire* de Bruxelles, pour s'assurer si une eau destinée aux usages domestiques ne contient pas de matières organiques, on peut employer la méthode suivante à la fois très simple et très sûre

On prend une bouteille propre et en verre blanc; on l'emplit aux trois quarts de l'eau à analyser, puis on y dissout une cuillerée de sucre candi blanc et très propre. La bouteille est alors bouchée hermétiquement et tenue quarante-huit heures dans un lieu chaud.

Si, après ce temps, l'eau ainsi traitée, est devenue floconneuse ou laiteuse, elle est impropre servir de boisson. Par contre si elle reste pure, ceci peut être une preuve qu'elle ne contient cune substance polluante qui pourrait éventuellement avoir une influence nuisible.

Vin

Pris avec modération, le vin constitue une excellente boisson; pris au contraire avec excès, il devient très nuisible pour la santé.

Le vin pris comme boisson ordinaire, doit être coupé avec de l'eau. Les personnes habituées à le boire sans eau doivent en prendre avec modération et ne pas en boire de grands verres bord à bord; il vaut mieux boire plus souvent pendant un repas, mais en petite quantité à la fois (la valeur d'un verre à Bordeaux par exemple). Il faut bien se garder de boire des vins gâtés, éventés ou fraudés, ce qui occasionne des maladies et des troubles dans la digestion.

VIN FALSIFIÉ

Remplissez un verre quelconque de vin que vous voulez essayer et faites-y dissoudre un peu d'alun.

Si le vin est naturel, il se formera au fond du verre un précipité brun vert; si on n'aperçoit pas de dépôt, on peut être assuré que la couleur est artificielle.

Bière

Pour qu'elle soit bonne, il faut qu'elle soit claire, fraîche, un peu amère, peu douceâtre et très peu mousseuse.

C'est une boisson salutaire, nourrissante, qui excite légèrement les fonctions digestives et la sécrétion urinaire.

On la recommande aux jeunes gens débiles, aux jeunes filles chlorotiques, aux jeunes dames anémiées. Bien des médecins la prescrivent aux femmes nerveuses à qui le vin répugne.

Ne buvez pas de la bière quand vous êtes en sueur.

Café

Le café est une boisson délicieuse qui excite à la fois toute l'économie en agissant sur le système nerveux. Lorsqu'on use modérément de cette boisson, l'esprit est plus actif et plus animé. Il donne la gaîté et une agitation particulière qui éloigne le sommeil.

L'abus du café irrite l'estomac en occasionnant des tiraillements, donne des insomnies, le tremblement des membres, des palpitations de cœur. Quoique n'en abusant pas, les personnes naturellement nerveuses devront s'en abstenir ou en prendre très rarement, car alors elles auraient de l'irritation dans les intestins, de la fièvre, de l'abattement.

Terminons en disant que ceux qui peuvent le supporter n'en fassent point abus; que ceux qui n'y sont point habitués s'en dispensent, et que ceux à qui il fait mal s'en privent.

Le café au lait est pour les personnes faibles et les enfants la plus mauvaise nourriture que l'on puisse imaginer.

CAFÉ FALSIFIÉ

Répandez à la surface d'un verre à pied rempli d'eau la poudre de café suspecte. Si elle n'est pas mêlée de chicorée, elle surnage et absorbe l'eau très lentement; si elle est mêlée de chicorée, elle absorbe l'eau immédiatement, tombe au fond du verre et colore le liquide en jaune brunâtre.

Chocolat

Le chocolat fait de pur cacao et sucre est un excellent aliment ; il est nourrissant, donne des forces et fortifie les estomacs délicats; il convient aux convalescents, aux vieillards et aux personnes chétives.

CHOCOLAT FALSIFIÉ

Le chocolat est un des réparateurs les plus efficaces de la santé dans bien des cas. Malheureusement celui qu'on trouve dans le commerce échappe rarement à la fraude. On le mélange de farine de blé, de riz, de lentilles, de pois, de haricots, d'amandes grillées et même de sciure de bois. Ces chocolats falsifiés par les farines et les fécules se reconnaissent à leur goût pâteux et à la consistance qu'ils prennent par la cuisson avec l'eau.

« Le chocolat, dit M. Chevallier, est l'objet d'une falsification plus grave, on y incorpore du cinabre ou sulfure rouge de mercure, mélangé d'oxyde rouge de mercure ou de terres rouges ocrasées. De telles falsifications peuvent occasionner des accidents mortels mais sont heureusement très rares. »

Thé

Le thé, en petite quantité, est une boisson digestive. On doit s'en priver si on a l'estomac irritable et le système nerveux susceptible.

Nous terminerons ce court aperçu sur l'alimentation par les paroles d'un célèbre professeur :

La tempérance et l'exercice sont les deux meilleurs médecins.

HABITATIONS

Les habitations doivent, autant que possible, être exposées au levant ou au midi, mais, comme tout le monde n'est pas libre de choisir sa place au soleil nous recommandons d'avoir des appartements spacieux, à plafond élevé et bien éclairés.

Choisissez pour chambre à coucher un appartement où se trouve une cheminée, afin que l'air y soit renouvelé par son orifice ; s'il n'en existe pas, laissez ouvertes les portes de communication avec les autres pièces de la chambre, afin d'établir une ventilation suffisante pour chasser les miasmes que dégage le corps pendant la nuit.

Les habitations doivent être élevées au-dessus du niveau du sol et à l'abri des émanations, c'est-à-dire loin des fumiers, des fosses à purin, des marais, des écuries, etc.

On doit préférer la santé à la commodité.

HYGIÈNE DE LA PEAU

On doit rejeter comme dangereux, tous les cosmétiques dans lesquels entrent les composés de plomb, d'arsenic et de mercure ; leur absorption par la peau pourrait faire tomber les dents comme si l'on eût pris du mercure. (Voir *Propreté*).

La propreté, l'élégance et les grâces naturelles du corps et de l'esprit sont les meilleurs cosmétiques.

Néanmoins, quand la peau est rugueuse, farineuse et roussâtre, quand elle est gercée, couverte de boutons, etc., etc., *il faut avoir recours à l'Eau de Beauté*. Prix du flacon (1/2 litre) 5 fr. franco par colis postal, en gare 5 fr. 75. Indiquer la gare, et envoyer mandat ou bon à L. Peyronnet, 52, rue Crémieux à Paris.

HYGIÈNE DE LA TÊTE

Dans tous les temps, la chevelure a été consi dérée, chez tous les peuples, comme le plus bel ornement de la tête. La chevelure protège la tête et surtout le cerveau contre les intempéries des saisons, le chaud et le froid. Le premier soin qu'exige la toilette de la chevelure, c'est l'entretien et la propreté de la tête.

Si vos moyens ne vous permettent pas de faire des dépenses faites bouillir une bonne poignée de feuilles de sauge (voyez cette plante) dans un litre d'eau, dix minutes, passez la tisane quand elle est tiède et faites-vous une bonne friction une fois par semaine au moins.

Si vous pouvez dépenser quelques sous, voyez à la Table des matières : Eau Notre-Dame.

EXERCICE

L'exercice est une nécessité de notre être; il est indispensable pour notre santé. Un exercice modéré accroît nos forces, facilite la circulation du sang, excite notre appétit et nous prépare un sommeil tranquille.

Le manque d'exercice procure la constipation et une infinité d'autres maladies.

TRAVAIL

La loi du travail est écrite au frontispice de l'humanité; elle est, pour tous les hommes, un devoir et une obligation, et celui qui y manque frustre la société, tourne le dos au bien-être et au bonheur et se prépare un avenir ténébreux.

Honte, misère, maladie, abrutissement, dégoût de la vie : voilà ce qui attend le paresseux au bout de la route dans laquelle il s'engage.

Santé, bien-être, gaîté, bonheur, considération : voilà les résultats inévitables de l'activité, du travail intelligent et bien entendu.

HYGIENE DE L'AME

Le bonheur est un état de sérénité intérieure qui réside dans la coexistence nécessaire de deux ordres de faits : l'accomplissement de nos obligations morales et l'équilibre de nos fonctions physiques — la paix de la conscience et le bien-être corporel.

Les mauvaises passions détruisent la santé, abrègent l'existence et souvent conduisent au crime si on ne les modère pas, si on ne s'en rend pas maître.

Les passions sont comme des plaies intérieures, parfois héréditaires, le plus souvent accidentelles, qui s'irritent d'autant plus qu'on y porte plus souvent la main. Elles sont, en partie du moins, le produit de l'habitude.

Dès le jeune âge, l'enfant montre ses aptitudes, ses penchants, ses mauvais instincts, et, de même qu'il est très facile de redresser une jeune plante qui prend une position vicieuse, de même il est très aisé aux parents de diriger leurs enfants dans le droit chemin et de les y ramener si leurs mauvais penchants les en écartent.

IL FAUT SE LEVER DE BONNE HEURE

Le meilleur moment pour se lever, c'est lorsque se termine le sommeil proprement dit.

La raison ni l'hygiène ne peuvent doser le sommeil naturel. Le cerveau tombe dans un état auquel on donne le nom de sommeil, et les autres organes font de même.

Le vrai sommeil est un agrégat de sommeils, en d'autres termes, le sommeil qui est une fonction naturelle, est un état qui consiste dans le sommeil ou repos des différentes parties de l'organisme. Parfois l'un des organes est moins fatigué que l'autre et s'éveille le premier, tandis que le plus épuisé ne s'éveille que le dernier.

Le secret du bon et profond sommeil, c'est — les conditions physiologiques étant établies — d'exercer et de fatiguer les divers organes de façon à leur donner au même moment un égal besoin de repos.

L'organe cérébral, les organes des sens, le système musculaire et les viscères doivent, autant que possible, être aussi fatigués les uns que les autres, de manière à pouvoir s'endormir ensemble.

Les vrais dormeurs normaux s'éveillent de bonne heure, et se sentent frais et dispos pour se lever. Si l'on sait bien ménager ses forces, on ne se laissera pas, une fois qu'on s'est senti bien réveillé, s'endormir de nouveau sous prétexte d'engourdissement survenu ou de fatigue des sens ou des muscles.

Au bout de quelques jours l'homme qui se contraint de ne donner de repos à nulle partie de son corps, une fois le cerveau réveillé, se trouvera au *matinal* sans savoir comment cela lui est venu Il se lèvera de bonne heure par goût et s'en trouvera bien.

POUR VIVRE VIEUX

Voulez-vous vivre vieux ? C'est bien simple.

Un médecin qui vient de mourir à l'âge de cent sept ans a fait connaître, avant sa mort, le secre t de sa longévité : Il suffit pour arriver à ce résultat, de placer son lit du Nord au Sud, dans la direction des grands courants magnétiques du globe.

On a remarqué, en effet que le flux du courant électrique est plus intense dans la direction Nord pendant la nuit que pendant le jour. En tournant la tête au Nord, ou plutôt légèrement vers l'Est, dans le flux même du courant électrique, on se trouve dans les meilleures dispositions pour goûter un repos parfait.

L'influence du courant magnétique sur le corps de l'homme a été constaté depuis longtemps, et, en 1765, le docteur Clarick, à Gœttingue, guérissait les maux de dents en dirigeant vers le pôle Sud un barreau magnétique. Si pour vivre vieux il suffit de se coucher du Nord au Sud, cela vaut bien la peine de changer sont lit de place.

C'est ce que nous disait dernièrement un journal scientifique ; je vous l'indique sous toutes réserves aussi bien que ce qui suit.

Les médecins donnent pour prolonger la vie des centaines de recettes, nous citons seulement les trois suivantes comme paraissant les plus sérieuses :

1° Prendre chaque matin une infusion de feuilles de frêne, 25 grammes pour un demi-litre d'eau.

On dit que celui qui a donné ce secret a vécu 107 ans.

2° Prendre tous les matins une tisane d'*Angélique*, 22 grammes pour un demi-litre d'eau. Celui qui a divulgué ce secret aurait, dit-on, vécu 112 ans.

3° Tous les deux mois, prendre, pendant 8 jours de suite, le matin à jeun, une abondante infusion de salsepareille. On prévient ainsi beaucoup de maladies, le sang est purifié, l'appétit excité. La salsepareille est pour notre corps ce qu'est l'huile pour les rouages d'une machine.

A notre humble avis, ce dernier secret est bien préférable aux deux précédents, et nous ne saurions trop le recommander aux personnes qui tiennent à leur santé.

POUR VIVRE HEUREUX

Un vieux docteur écrivant à son fils lui donnait les conseils suivants, que nous sommes heureux de reproduire :

« Marche deux heures par jour. Dors sept heures toutes les nuits. Lève-toi dès que tu t'éveilles.

« Travaille dès que tu es levé. Ne mange qu'à ta faim, et toujours lentement. Ne bois qu'à ta soif. Ne parle que lorsqu'il le faut et ne dis que la moitié de ce que tu penses. N'écris que ce que tu peux signer. Ne fais que ce que tu peux dire.

« N'oublie jamais que les autres compteront sur toi, mais tu ne dois pas compter sur eux. N'estime l'argent ni plus ni moins qu'il vaut ; c'est un bon serviteur, mais est un mauvais maître. »

HYGIÈNE DE L'ENFANCE
et
PRÉCEPTES CONCERNANT LES NOUVEAU-NÉS

Alimentation au sein

La meilleure nourriture pour l'enfant est celle que fournit le sein. Surtout le sein de la mère, lorsque celle-ci est en bonne santé.

Si le second jour qui suit l'accouchement le lait ne s'écoule pas régulièrement chez la mère et que l'enfant semble en souffrir, on lui fera boire quelques cuillerées de lait de vache coupé par moitié d'eau tiède légèrement sucrée.

Les jours suivants l'enfant devra teter toutes les deux heures durant le jour, et la nuit seulement quand il s'éveillera ; chaque tétée ne devra durer que de dix à quinze minutes.

A deux mois, l'enfant ne fera plus que huit tétées en une journée, et à trois mois, six.

L'enfant, à partir de six mois, pourra commencer à prendre du lait de vache et on diminuera le nombre de ses tétées.

Alimentation au biberon

Si l'on est forcé de nourrir l'enfant au biberon, on lui donnera le biberon comme nous venons de voir qu'on devait lui donner le sein.

Le meilleur lait à employer et le plus facile à se procurer est le lait de vache. Nous recommandons de le stériliser afin de le débarrasser de tout germe microbicide. Durant le premier mois, on l'étend de deux fois son poids d'eau et ensuite d'une fois seulement.

On ne doit le donner à l'enfant que tiède et sucré.

Les soins de propreté sont de toute importance dans l'alimentation au biberon. On devra choisir un biberon facile à nettoyer (un biberon sans tube). On ne devra pas laisser séjourner le lait dans le biberon.

Sevrage

Que l'enfant soit élevé au sein ou au biberon, à partir de six mois, on pourra commencer à lui donner du lait de vache non coupé d'eau, puis progressivement des bouillies claires. S'il est constipé, on lui donnera de la bouillie de fécule de pomme de terre, et s'il est relâché, de la bouillie de farine de riz. Puis viendront du pain et des œufs. On ne lui donnera de la bouillie de viande que lorsqu'il aura plus d'un an.

Vêtements

De un à quatre mois, l'emploi du maillot, tel qu'on le pratique en France, est très bon, à condition que les bras soient libres dans de grandes manches, lesquelles recouvrent les mains et les gardent du froid. La poitrine ne doit pas être trop serrée.

Plus tard, le vêtement suivant est préférable, car il permet à l'enfant des mouvements qui aident à son développement : une chemisette et une brassière, une couche que l'on ramène en avant en passant entre les cuisses, mais pas de langes emprisonnant les jambes. On complète le costume avec des bas et des chaussons de laine, une petite culotte courte en flanelle qui remonte sur le ventre et se boutonne en arrière, et enfin, sur le tout, une longue robe.

Incommodités et Affections communes
chez les enfants

1° DENTITION. — L'éruption des dents, qui commence du quatrième au dixième mois de la vie, peut être la cause de beaucoup d'accidents : fièvres, diarrhée ou parfois constipation, vomissements, convulsions, toux, etc.

On calmera la douleur locale en même temps qu'on facilitera la sortie de la dent en frottant la gencive enflammée avec le doigt sur lequel on aura mis une goutte ou deux de miel.

Il faut, quand un enfant souffre de l'éruption des dents, le mettre à la diète relative. Souvent la mère, pour le calmer, lui donne le sein ou le biberon à toutes minutes : c'est là une des causes des troubles de l'intestin.

2° VERS. — La présence des vers peut occasionner des troubles nerveux et des troubles digestifs.

Deux signes témoignent assez généralement qu'un enfant a des vers : son haleine est fétide et il se frotte souvent le nez. (Voir notre article à ce sujet.)

On fera bien, si l'on soupçonne qu'un enfant a des vers, de lui administrer quelques cuillerées du *Vermifuge souverain Peyronnet*, c'est le meilleur que nous connaissions. (Voir, plus loin, l'article *Vers d. enfants*.)

3° Convulsions. — Très souvent, les convulsions, qui effraient tellement chez les enfants, ne sont dues qu'à un trouble digestif; on les voit cesser en purgeant légèrement l'enfant ou en lui donnant un lavement.

D'autres fois, les convulsions sont occasionnées par la dentition ou par des vers, et, dans ces deux cas, il faut traiter la cause.

4° Toux, Coqueluche. — Les enfants s'enrhument très facilement. Quand on a affaire à un simple rhume, il suffit de tenir l'enfant dans un endroit bien chaud et de faire chauffer toutes ses boissons.

La coqueluche, quoique se manifestant par une toux vive et fatigante, est surtout une maladie nerveuse qui, le plus souvent, se prend par contagion. On doit la traiter autrement qu'un simple rhume.)Voir plus loin.)

Pesage des enfants

Le meilleur moyen de se rendre compte de la santé des enfants consiste à les peser : un enfant qui acquiert en poids se porte bien.

Au moment de sa naissance, un garçon pèse en moyenne 3, 350 grammes, une fille 120 grammes de moins; les deux jours suivants il perdent un peu, mais, au troisième jour, ils commencent à augmenter, et, au septième jour, le poids est retrouvé.

Pendant le premier trimestre, l'enfant gagne 25 grammes par jour et, à trois mois, il pèse 5,250 grammes.

Durant le second trimestre, il gagne 20 grammes par jour et, à la fin, il pèse 7.000 grammes, c'est-à-dire plus du double qu'il pesait à sa naissance.

Durant le troisième trimestre, il gagne 15 gr. par jour et, à la fin, il pèse 8,500 grammes.

Durant le quatrième trimestre, il gagne 10 gr. par jour et, à un an, il pèse 9,500 grammes, c'est-à-dire qu'il a à peu près triplé de poids.

Les chiffres ci-dessus indiquent une moyenne. L'augmentation du poids est retardée par les petites indispositions de la dentition et par les autres malaises de l'enfant.

Aux Mères

Prenez votre bébé à son réveil du matin, débarrassez-le rapidement de ses langes et plongez-le dans un bain tiède pendant quelques minutes, pour lui faire sa toilette du corps.

En le sortant, enveloppez-le d'une serviette éponge et séchez-le prestement. Si l'enfant est un peu débile, délicat, faites-lui une friction rapide sur le corps et les membres avec de l'eau-de-vie de lavande ou de l'eau de Cologne étendue d'eau.

Les langes les plus rapprochés du corps du bébé doivent être souples et chauds et ne doivent jamais serrer au point de gêner et immobiliser les jambes; aussi faut-il condamner sévèrement les sangles et les corsets dont beaucoup trop de nourrices conservent encore l'usage qui devrait être proscrit aujourd'hui, l'instruction ayant pénétré un peu partout.

Que de bébés noués et rachitiques à deux ans, qui auraient joui d'une constitution excellente, si les mères ne les avaient astreints dès leur naissance, en les ligottant dans leurs premiers vêtements, à ne respirer qu'imparfaitement, et aux supplices les plus atroces en leur immobilisant les membres. Dès les premières semaines et suivant les rigueurs de la saison et la température de vos appartements habituez vos bébés à la toilette à l'eau froide une fois tous les deux ou trois jours, puis tous matins, en les lavant au saut du lit avec une éponge humide trempée dans de l'eau même très froide.

Séché immédiatement, l'enfant reprend bien vite chaleur.

J'ai parlé des langes du bébé au point de vue de leur application, qui est le plus souvent très mal faite, mais que devrais-je dire du choix et du nombre des vêtements. Pourquoi les mères n'appliquent-elles pas généralement à leurs enfants les règles d'hygiène qu'elles observent cependant très bien pour elles-mêmes ?

Le couvrir pour le protéger du froid ou de la chaleur, mais ne jamais pousser l'abus du vêtement jusqu'à provoquer la transpiration. Cette surcharge de vêtements que l'on impose aux enfants est préjudiciable pour bien des raisons. Chez le bébé porté au bras ou traîné en voiture, par conséquent sans possibilité de se mouvoir, elle entretient une moiteur de la peau qui, au moindre refroidissement, provoquera le coryza, la bronchite, l'angine, les adénites du cou.

Chez l'enfant prenant ses ébats, cette même surcharge alourdit la marche, gêne les mouvements, et l'expose aux mêmes maladies, mais peut-être avec plus de fréquence.

Si pour sacrifier à la mode vous les livrez l'hiver à toutes les rigueurs d'une température sibérienne, jambes nues, les épaules recouvertes d'un épais manteau et la tête coiffée d'une riche toque d'astrakan, vous ne devez pas vous étonner que ces enfants souffrent plus tard d'arthrites au genou, soient affligés de tumeurs blanches, ou se meurent de méningites et de congestions pulmonaires. Pour éviter ce dernier excès, souvenez-vous, jeunes mères, du vieil adage, véritable principe d'hygiène résumé en quatre mots :

« Pieds chauds, tête nue. »

Le lait pour enfants

Un bon quart des enfants nés à Paris ne peut, pour des raisons diverses que je n'ai pas à étudier ici, être mis en nourrice ou être allaité par sa mère. Il en est de même en province, dans une proportion beaucoup moins considérable. C'est le biberon, chargé d'un lait plus ou moins parfait, qui servira à l'alimentation de ces petits êtres. On s'est ingénié, pour parer à la fermentation du lait et aux dangers qui peuvent en résulter, à imaginer des procédés de stérilisation qui commencent à être répandus. Mais ce n'est pas tout que d'avoir du lait de bonne qualité, de l'avoir stérilisé; il faut encore le rendre assimilable en le rapprochant, autant que faire se peut, de la composition du lait maternel. Le lait de vache, le plus usuellement employé, diffère du lait de la femme par une quantité moindre de sucre et une quantité plus considérable de matières protéiques. Dans le but de le rendre aussi peu différent que possible, le Docteur Halipré, de Rouen, conseille d'employer le moyen suivant : on coupe le lait de vache fraîchement trait d'un tiers d'eau, puis on ajoute par litre 15 à 20 grammes de crème fraîche, 35 grammes de lactose ou suc de lait, et 1 gramme de sel. Le lait ainsi préparé se rapproche beaucoup du lait de femme. Il ne reste plus qu'à le stériliser par les moyens ordinaires, en le divisant dans des flacons de moyenne grandeur. Ce lait est très bien toléré par les enfants, parfaitement digéré, et a donné les meilleurs résultats.

Néanmoins, en principe *l lait de la femme, pris*

au sein, constitue la seule nourriture normale du nouveau-né, la seule qui, par sa composition, soit suffisante et sans danger. Toute mère doit, si possible, allaiter son enfant.

Résumé des Conseils d'Hygiène

Soyez sobre : conservez toujours un restant d'appétit au sortir de table, c'est le premier moyen de vous bien porter.

Ne mangez ni ne buvez précipitamment. Évitez de boire trop frais. Ne vous exposez pas à l'air froid quand vous êtes en sueur.

La propreté entretient la santé, qu'elle règne donc en vous, en vos vêtements, en votre habitation, et en tout ce qui est à votre usage.

Un travail modéré est nécessaire à votre santé, pour fortifier vos organes.

Ne dormez pas dans une chambre où l'on aurait déposé soit des fruits, soit des fleurs ; il s'en exhale, en effet, un gaz qui vicie l'air et le rend impropre à la respiration.

Évitez de faire sécher du linge dans une chambre à coucher.

En hiver, tenez au dessus du poêle de l'eau, qui se vaporisant, redonne à l'air l'humidité que le foyer lui ôte.

Se reposer une demi-heure avant et une demi-heure après le repas.

Se coucher de bonne heure et se lever bon matin.

Évitez l'humidité et le froid aux pieds.

NOTA. — Voir aussi à la Table des Matières le mot *Alcool* et lire attentivement les divers articles à ce sujet.

DEUXIÈME PARTIE

LES CENT PLANTES MÉDICINALES

NOTIONS PRÉLIMINAIRES

1° Il est certain qu'il existe plus de cent plantes ayant des propriétés curatives; mais l'on est convenu de dire les *Cent plantes* et, pour suivre la tradition, nous disons aussi les *cent plantes médicinales*, quoique nous reconnaissions que leur nombre est de beaucoup supérieur et que nous donnions l'explication et les propriétés de plus de cent.

2° Le mot entre parenthèses qui suit indique la famille à laquelle appartient la plante. Dans cette classification, nous avons suivi les deux grands maîtres Linné et Tournefort, ce que vous explique la lettre L. pour Linné, T. pour Tournefort.

3° Le nom qui suit celui de la famille est le nom latin donné à cette plante.

4° Les mots en italiques sont les divers noms patois employés dans les diverses régions de la France pour désigner cette plante.

Nous donnons seulement les plus communs, car ils sont si nombreux qu'ils formeraient à eux seuls un gros volume.

Absinthe

(Composées, L.) Artemisia absinthium.

Herbe sainte, herbe aux vers, aluyne, absin menu alvine, aloine, armoise, absinthe, etc.

Elle vient dans des endroits secs et incultes, où elle se sème d'elle-même; on la cultive dans les jardins.

Propriétés : Apéritive, digestive, fébrifuge et vermifuge.

Dose : Quinze grammes par litre d'eau, infusion.

L'usage modéré de l'absinthe est recommandable, mais l'abus produit des désordres sans nombre dans l'organisme humain et souvent même engendre la folie.

Vins d'absinthe

Mettre dans une bouteille d'un litre 50 grammes de sommités fleuries ou de feuilles d'absinthe, puis remplir la bouteille de bon vin blanc. Laisser infuser quatre jours, passer et filtrer, on a un litre de vin d'absinthe.

Un petit verre avant le repas comme apéritif. Un petit verre après le repas comme digestif. Un petit verre le matin comme vermifuge, pour *tuer*

ver. On peut le boire pur; néanmoins, comme apéritif, il est préférable de le boire dans un verre d'eau fraîche légèrement sucrée.

Ce vin s'altère rapidement; il est bon d'en préparer seulement un demi-litre à la fois.

Aconit

(Renonculacées, L.,) Aconitum napellus.

Napel, capuchon, coqueluchon, tue-loup bleu, gueule de loup, capuce de moine, pistolet, sabot du pape, etc.

Plante des montagnes ; cultivée aussi dans les jardins pour sa beauté.

PROPRIÉTÉS : Poison très violent. Seuls, les hommes de l'art peuvent l'employer dans les bronchites et les enrouements. Veillez à ce que vos enfants n'y touchent pas, car elle a été cause de nombreux cas d'empoisonnement, presque toujours mortels. On ne connaît jusqu'à présent aucun antidote, aucun spécifique sûr à employer contre l'empoisonnement par l'aconit. On devra donc avoir recours aux vomitifs.

(Voir Table des matières : *Contre-poison*).

Aigremoine

(Rosacées, T.) AGRIMONIA EUPATORIA.

Agrimoine, Eupatoire des Grecs, herbe de Saint-Guillaume, thé des bois, sorbelette, thé du Nord, etc.

Elle croît sur les bords des chemins, dans les prairies et les endroits incultes.

PROPRIÉTÉS : Infusions contre les incontinences d'urine et la dysenterie ; tisane pour laver les plaies et faire revenir les chairs ; en gargarisme, elle guérit les ulcères de la bouche et du gosier, en y ajoutant un peu de miel.

Dans le Nord, les paysans l'emploient en guise de thé. C'est une infusion d'un goût agréable, elle doit être recommandée surtout à ceux qui sont atteints de l'asthme.

Opinion des savants : Chaumel dit que l'aigremoine a été employée en décoction pour combattre les maladies de foie, les crachements et les vomissements de sang.

Ail

(Liliacées, L.) ALLIUM SATIVUM.

Cette plante est connue et cultivée partout.

PROPRIÉTÉS : Vermifuge, fébrifuge, stimulante et excitante.

Ne convient pas aux personnes atteintes de maladies de la peau, telle que : dartres, eczéma, pelade, plaie, etc. Les nourrices doivent aussi le bannir de leur alimentation, car il altère leur lait et donne des coliques aux nouveau-nés.

Opinion des savants : Bergius recommande de l'ail comme fébrifuge, une bulbe le matin et le soir pendant cinq jours.

Forestus prétend que l'ail fait passer les eaux des hydropiques.

Cuit dans du lait il guérirait la pierre.

Airelle

(Vacciniacées, L.) VACCINIUM MYRTILLUS.

Mourlie, macéret, raisin de bruyère ou des bois, alrès quéquénier, moret, myrtillier, aradeck.

Croît dans les terrains secs et arides, dans les bois et bruyères.

Ses fruits arrivés à complète maturité sont succulents et d'une saveur douce et acidulée très agréable. Ils guérissent la dysenterie et les diarrhées chroniques ; il suffit pour cela de les manger frais et en grande quantité.

Aloès

(Liliacées, L.) ALOÈS VULGARIS.

Il est originaire de l'Afrique. En général, on a tort de s'en servir comme purgatif, car il prédispose aux hémorroïdes et aux écoulements menstruels. Il est aussi contraire dans les irritations et les maladies de la vessie.

Opinion des savants : Barthez dit que son usage répété détermine de la chaleur et de la cuisson à l'anus et une congestion des veines hémorroïdale. Chez les femmes il congestionne la matrice.

Angélique

(Ombellifères, L.) ANGELICA ARCHANGELICA.

Angélique sauvage, angélique des bois ou des prés, angélica sylvestris, racine du Saint-Esprit angélique des jardins.

Elle croît sur les montagnes et les lieux élevés. On la cultive aussi dans les jardins.

Mangée crue ou cuite, elle facilite la digestion des aliments gras et huileux ; elle augmente la chaleur vitale pour résister aux froids humides.

On l'emploie en infusion (25 grammes pour un litre d'eau, racines ou tiges) dans les maladies suivantes: fièvres intermittentes, chlorose, faiblesse du tube digestif, vomissements spasmodiques, coliques venteuses, maux de tête nerveux, bronchites, etc.

Une bonne tasse d'angélique après le repas facilite la digestion et fait disparaître les langueurs d'estomac.

Quoique toute la plante soit bonne, on doit préférer les racines.

Opinion des savants : Rocques recommande l'angélique aux goutteux, aux personnes qui digèrent péniblement, aux convalescents dont les forces sont épuisées.

Gilibert ordonne la racine d'angélique dans toutes les maladies aiguës et chroniques, exige des fortifiants et des cordiaux.

Bossu en prescrit l'usage dans les catarrhes chroniques, les coliques venteuses.

Lemery employait l'angélique dans le scorbut, la scrofule, les maladies contagieuses, la morsure des chiens enragés.

Cazin l'ordonne dans la tonique générale des organes digestifs, les vomissements nerveux, la névrose, la débilité, etc.

Anis vert

(Ombellifères, L.) PIMPINELLA ANISUM.

Boucage pimpinelle, anis vert, anis cultivé, etc.

Se cultive dans les champs et les jardins, principalement en Touraine.

PROPRIÉTÉS : Les semences d'anis (10 à 15 grammes) bouillies dans un litre d'eau, dix minutes, ou en liqueur, fortifient l'estomac, guérissent les coliques venteuses, augmentent le lait des nourrices.

Trois verres par jour, à jeun.

Pour guérir les tranchées des enfants et faciliter les selles, on fait infuser un gramme de semence d'anis dans un verre de lait qu'on leur fait prendre à jeun.

Quand l'enfant est élevé à la mamelle, c'est la nourrice qui doit boire l'infusion d'anis.

Opinion des savants : Hoeffer le conseille à titre d'excitant pour provoquer les règles.

Bossu l'ordonne pour calmer les coliques des nourrissons ; en prenant une infusion de graines, le lait de la nourrice a une odeur spéciale.

Cazin dit que la semence d'anis employée sous forme de cataplasme, fait disparaître les engorgements laiteux.

Anis étoilé

(Badiane.) ILLICIUM ANISUM.

Arbrisseau venant de Chine et dont les semences ont les mêmes propriétés que celles de l'anis vert.

Liqueur d'anis

Semences d'anis concassées..	40	grammes
Canelle......................	1	—
Sucre........................	500	—
Eau-de-vie...................	un	litre.

Laisser macérer le tout pendant 5 à 6 semaines, puis filtrer. Cette liqueur peut être employée après le repas ; elle facilite l'expulsion des gaz et active la digestion.

Argentine potentille

(Rosacées, L.) POTENTILLA ARGENTEA.
Ansérine, herbes aux oies, bec d'oie, etc.
On emploie les feuilles et les fleurs en infusion, 20 à 30 grammes pour un litre d'eau, contre la diarrhée.

La racine d'argentine est un bon remède pour les dents et raffermit les gencives. Il suffit d'en mâcher un morceau de temps en temps.

Opinion des savants : Ricard dit que la décoction

d'argentine peut être employée comme tonique dans les diarrhées chroniques.

Noyel dit que le suc des feuilles appliquées sur le front arrête l'hémorrhagie du nez.

Julien de Fontenelle rapporte que l'argentine a été recommandée contre la jaunisse, le scorbut, et l'hydropisie.

Armoise

(Composées, L.) ARTEMISIA VULGARIS.

Herbe de Saint-Jean, herbe à cent goûts, remise, fleur de Saint-Jean, anaction, etc.

Très commune sur les bords des fossés, des ruisseaux et dans les endroits incultes.

PROPRIÉTÉS : En infusion (15 à vingt grammes pour un litre d'eau) contre les tournements de tête, les défaillances. Elle rappelle les règles quand elles ont été supprimées par une cause débilitante quelconque.

Quand les règles s'arrêtent par suite d'une émotion ou d'un refroidissement, il est avantageux, pour les rappeler, de diriger, sur les parties, la vapeur d'un grand vase rempli d'une forte infusion très chaude, d'armoise. On met une grosse poignée de cette plante dans deux ou trois litres d'eau bouillante, et l'on reste assis dessus le plus longtemps possible.

(Voir *Pertes et flueurs blanches.*)

Opinion des savants : Bossu l'emploi contre les névralgies, les vomissements nerveux.

Burdach fait observer que la racine d'armoise employée en poudre possède des propriétées anti-épileptique très énergiques.

Chomel dit que la décoction des feuilles d'armoise dans un litre d'eau donne d'excellents résultats dans les cas hystériques.

Arnica

(Composées, L.) **ARNICA MONTANA.**

Bétoine des montagnes, bétoine des Vosges, tabac des Savoyards, des Vosges, des Alpes, anique, souci des Alpes, etc.

Plante très commune sur les montagnes.

USAGE INTERNE : S'en servir avec précaution (15 gr. de fleurs ou de feuilles infusées dans un litre d'eau), quand un blessé est dans un état de torpeur qui se prolonge, en petites tasses et cela seulement jusqu'à ce que la figure se colore et que le pouls devienne fort. Très utile dans les congestions.

En trop fortes doses, il produit de violents maux de tête, le délire, des convulsions et même la mort.

USAGE EXTERNE : A l'extérieur, l'arnica est résolutif. Des linges trempés dans une forte décoction sont appliqués avec avantage sur les épanchements de sang et sur les coupures et les écorchures faites mêmes avec des objets imprégnés de substances irritantes ou malpropres.

Dans plusieurs contrées, notamment dans les Vosges, la Savoie et les Alpes, les feuilles sont fumées en guise de tabac. Inutile de dire que ce tabac n'est pas du maryland de première qualité.

Asperge officinale

(Asparaginées, L.) **ASPARAGUS OFFICINALIS.**

L'asperge n'a pas de nom patois bien défini. On la cultive maintenant partout. Elle constitue un aliment sain, léger, de digestion facile, convenant très bien aux convalescents et aux personnes faibles.

Elle communique aux urines une odeur fort désagréable : pour faire disparaître cette odeur, il suffit de mettre dans son vase de nuit une petite poignée de sel de cuisine en poudre.

L'asperge *facilite les urines ;* on l'ordonne dans les *maladies de cœur, l'engorgement de la rate, les douleurs des reins, l'hydropisie, la jaunisse,* etc.

50 grammes de racines dans un litre d'eau en décoction (voir ce mot). Boire trois verres par jour, à jeun, dans toutes les maladies qui précèdent.

Nous avons expérimenté cette tisane sur une infinité de personnes atteintes de palpitations de cœur; toutes ont été guéries.

Chez les personnes nerveuses, l'asperge produit de l'agitation et de l'insomnie.

Bardane

(Composées, T.) Arctium lappa ou Lappa communis.
Napolier, dogue, herbe aux teigneux, gloutron, coupeau, houyau, tignons, teignons, faterasse, etc.

Ses larges feuilles, appliquées sur la poitrine, remplacent l'emplâtre de poix de Bourgogne dans les vieux rhumes et les affections chroniques des poumons. Un emplâtre bien chaud de ces mêmes feuilles, cuites dans du lait, enlève les douleurs ordinaires. Appliquées sur les plaies, elles les guérissent en peu de temps.

Les oindre avec un peu de beurre non salé.

Les racines de bardane sont *dépuratives, sudorifiques* et *diurétiques.*

Nous ne saurions trop conseiller aux personnes

atteintes d'une maladie de peau de se laver avec de la tisane de racines de bardane.

Que les mères n'oublient pas que quand un enfant est atteint de la rougeole, on fait bouillir 25 grammes de racines de bardane cinq minutes dans un demi-litre d'eau, et en donnant cette tisane, par cuillerées à café, une toutes les cinq minutes, au petit malade, en deux heures l'éruption est complète, et en tenant leur enfant à l'abri des courants d'air, il est guéri au bout de trois jours.

La même tisane guérit la pierre et la gravelle.

Forestus rapporte qu'un malade retenu au lit par des douleurs de goutte, sans pouvoir remuer aucun de ses membres, et ne pouvant être guéri par aucun des remèdes que lui prescrivaient les médecins, fit usage de la décoction de bardane dans la bière, ce qui lui fit rendre une grande quantité d'urines blanches semblables à du lait, et qu'il fut ainsi guéri de ses douleurs en huit jours. 120 grammes de racines pour deux litres d'eau ou bière en décoction pendant cinq minutes. Boire le tout dans la journée, à jeun.

Belladone

(Solanées, L.) ATROPA BELLA-DONA.

Belle-dame, morelle furieuse, morelle marine, herbe empoisonnée, mandragore, bouton noir, etc.

C'est une plante très dangereuse que l'on ne doit jamais laisser à la portée des enfants, car ses fruits rouges, semblables à des cerises, attirent leur attention; leur goût étant douceâtre, ils les mangent avec délices, et bien peu échappent à la mort.

Nous conjurons nos lecteurs de ne jamais se

8

servir de cette plante que sur l'*ordonnance* et la *surveillance* d'un médecin expérimenté.

C'est de cette plante que l'on retire l'*atropine*, poison très violent et que l'on emploie en pharmacie comme calmant, mais par très petites doses.

Bétoine officinale

(Famille des Labiées, L.) BETONICA OFFICINALIS.

L'odeur de la bétoine est forte, et pendant les grandes chaleurs ses émanations agissent fortement sur les personnes nerveuses.

Sa saveur est âcre et amère; ses feuilles bien séchées et réduites en poudre font éternuer plus fortement que le tabac à priser.

Pendant longtemps les Grecs ont regardé la bétoine comme une panacée, comme un trésor.

L'expérience a démontré que cette opinion est absolument exagérée.

Néanmoins dans les affections des muqueuses et dans les catarrhes il est certain quelle rend de grands services. Pour cela il faut en faire bouillir une bonne poignée dans un litre d'eau pendant cinq minutes, puis respirer la vapeur jusqu'à ce que la tisane soit froide. On peut la réchauffer et recommencer l'opération trois ou quatre fois.

Bluet ou bleuet

(Composées, L.) CENTAUREA CYANUS.
Aubéfoin, Casse-Lunettes, Bluet des Moissons, Blavéole.

Les graines de bluet sont purgatives; deux grammes dans un peu de miel purgent une grande personne.

Dans la jaunisse on emploie ces mêmes graines avec du miel, mais à raison de quatre grammes.

L'eau distillée de bluet est très estimée pour combattre l'ophtalmie.

Bouillon-blanc

(Verbacées, L.) VERBASCUM TAPSUS.

Molène, bon-homme, cierge de Notre-Dame, oreilles de Saint-Cloud ou de Saint-Loup, herbe de Saint-Fiacre, blanc bouillon, etc.

Les feuilles, cuites dans du lait, calment les hémorroïdes, les clous, les dartres, les ulcères et les varices. Trois verres par jour à jeun.

J'ai vu, dans divers pays, employer ces feuilles ainsi cuites en application sur les clous, les dartres, les hémorroïdes, les ulcères, etc., pour obtenir un soulagement immédiat. Il est néanmoins certain que, pour guérir radicalement, le malade doit en même temps en boire et prendre un dépuratif. (Voir l'article *Hémorroïdes et Fissures*.)

La décoction des fleurs de bouillon-blanc est un excellent expectorant très utile dans les catarrhes, les bronchites, les crachements de sang.

Quand on va souvent à la selle et que l'on ne fait que quelques mucosités, trois verres par jour, à jeun, de décoction de feuilles de bouillon-blanc, et l'on est guéri le troisième jour.

Bourrache

(Borraginées, T.) BORRAGO OFFICINALIS.
Boursette, bourse à berger, etc.
Elle est adoucissante, elle fait suer, pousse aux

urines ; généralement on l'emploie dans les rhumes, les fluxions de poitrine, les maladies dartreuses, les fièvres éruptives (rougeole, fièvre scarlatine, petite vérole).

Dose : 40 à 50 grammes pour un litre d'eau en décoction.

(Voir *Fluxion de poitrine.*)

Opinion des savants : Gilibert dit que la décoction mielleuse facilite l'expectoration et calme les ardeurs de l'urine.

Fourcroy employait la bourrache dans les fièvres ardentes et bilieuses.

Bourse à Pasteur

(Crucifères, V.) CAPSELLA BURSA PASTORIS.

Molette de berger, tabouret, boursette, bourse à berger, thlaspi, capsule, etc.

Quand chez la femme les règles sont trop ou pas assez abondantes ou qu'elles produisent de vives douleurs : 50 grammes de bourse à pasteur et 50 grammes d'armoise dans un litre d'eau; laisser bouillir cinq minutes, passer et boire dès les premières douleurs un gros verre et une heure après, le deuxième verre.

Prendre ainsi deux verres de cette tisane par jour pendant quatre jours.

(Voir aussi notre article *Pertes et Flueurs blanches*).

Nous prions nos aimables lectrices de ne pas oublier que ces quelques recettes leur rendront de grands services.

Les personnes atteintes de pissements de sang se guérissent en peu de temps en buvant un verre de décoction de bourse à pasteur quelques minutes avant leurs trois principaux repas, soit trois verres par jour.

Bruyère

Bruyère commune, Brumelle, Brumaille.
Ses fleurs fournissent aux abeilles un miel abondant.

Dans le Midi, on l'emploie quelquefois, en guise de houblon, pour aromatiser la bière. Dans le Nord, on l'utilise pour le tannage des peaux.

On en fait de la litière et des balais.

L'infusion de ses sommités fleuries (60 grammes par litre d'eau) est diurétique. Jadis, on l'ordonnait souvent contre les calculs de la vessie.

Les bains de décoction de bruyère soulagent les paralytiques, les goutteux et les rhumatisants.

Bryone

(Cucurbitacées, L.) BRYONIA DIOICA.
Couleuvrée, navet du diable, vigne blanche, racine vierge, feu ardent, navet bourge, navet galant, etc.

La bryone étant un poison assez violent et son usage offrant de graves dangers, nous conseillons à nos lecteurs de ne jamais s'en servir. Dans toutes les maladies où on l'employait, elle est remplacée par des plantes sans danger, comme on le verra.

On peut néanmoins s'en servir pour l'usage externe. Sa racine, râpée et appliquée en cataplasmes sur les douleurs de goutte les plus violentes, les fait disparaître en peu de temps. On l'emploie aussi avec succès dans les douleurs articulaires.

Camomille romaine et cultivée

(Composées, L.) ANTHEMIS, NOBILIS, ANTHEMIS SATIVA.

Camomille noble, camomille odorante, etc.

Originaire du Levant, elle est aujourd'hui cultivée dans toute la France et est une de nos plus précieuses plantes.

On emploi seulement les fleurs : pour les langueurs d'estomac, les digestions difficiles, surtout quand elles sont accompagnées de pesanteurs au creux de l'estomac ou de gonflement du ventre, quand les intestins sont, pour ainsi dire, paralysés ; dans tous les cas de faiblesse, de pâles couleurs, etc., le malade doit boire, après chacun de ses repas, une bonne tasse de fleurs de camomille. infusion de quatre à cinq têtes pour un gros verre d'eau, en guise de thé.

Pour couper les accès de la fièvre, elle est supérieure au sulfate de quinine. On réduit pour cela les fleurs en poudre très fine et on donne 3 à 4 grammes de cette poudre soit dans du miel, soit dans de l'eau, en trois ou quatre fois, pendant l'intervalle des accès.

Les fleurs de camomille remplacent le quinquina.

Pour calmer les douleurs rhumatismales, la goutte et les coliques, frictionner vivement avec de l'huile de camomille. Voici comment on la prépare :

Fleurs sèches 20 grammes, huile d'olives 100 grammes, faire chauffer au bain-marie environ deux heures, passer avec forte expression et filtrer à travers un linge fin.

Ajouter environ 10 grammes de camphre.

Opinion des savants : Lioscoride recommande la poudre des fleurs de camomille contre les fièvres intermittentes.

Rivière attribue les mêmes propriétés à cette plante.

Cazin dit l'avoir administrée dans divers cas de fièvres intermittentes tierce et avoir parfaitement réussi.

Wanters prétend que la camomille est supérieur au quinquina comme fortifiant.

Scorp ordonne des lavements de camomille contre les spasmes nerveux, l'hystérie, etc.

Carotte

(Ombellifères, L.) Daucus carota.

Ce légume est un aliment léger et d'une digestion facile.

On croyait autrefois que la carotte guérissait la jaunisse et le cancer, c'est absolument faux.

Râpée et employée en cataplasme, elle calme les brûlures, les dartres, les panaris, les furoncles, les maux d'aventure, etc.

En infusion avec du lait et du miel, elle guérit la toux, le rhume, dégage les voies respiratoires et soulage l'asthme ; un grand verre matin et soir, au saut du lit et avant de se coucher.

Céléri

(Ombellifères, Off.) Apium sativus.

Voir table des matières: *Pharmacie du jardinier.*

Centaurée (petite)

(Gentianées, L.) Erythrœa centaurium.

Herbe au Centaure, herbe à la fièvre, herbe à la Chiron, fiel de terre.

Elle est fébrifuge (voir articles *Fièvres*), vermifuge, tonique, stomachique, etc.

Les jeûnes filles aux couleurs pâles et les convalescents souffreteux doivent prendre avant chaque repas un verre à bordeaux de vin de petite centaurée : 60 grammes de petite centaurée dans un litre de vin : tenir bien bouché et au frais. Se prépare comme le vin d'absinthe.

Opinion du savant : Chaumel ordonne la centaurée comme le fébrifuge par excellence : on en mêle, dit-il, une poignée dans 16 grammes de quinquina qu'on fait infuser pendant 24 heures dans un litre de vin blanc. Ce remède fait disparaître les fièvres que le quinquina seul n'aurait pu déraciner.

Cerfeuil

(Ombellifères, L.) Chœrophilium sativum ou Anthriscus cerefolium.

Il est excitant et pousse aux urines. En décoction il guérit l'inflammation des yeux en les lavant trois fois par jour. Les nourrices se servent de la même décoction pour laver les enfants atteints d'inflammations.

Le cerfeuil pilé et appliqué sur les seins de la nouvelle accouchée chasse le lait. Ne pas s'en servir.

Ses feuilles cuites, appliquées en cataplasmes, calment les hémorroïdes.

Opinions des savants : Cazin dit avoir souvent employé le cerfeuil pilé en cataplasme sur les mamelles engorgées.

Pleuck conseille le jus de cerfeuil à fortes doses dans du petit-lait, contre les dartres.

Buchan ordonne du bouillon aux herbes, soit avec le cerfeuil, l'oseille, la poirée, la laitue, une poignée de chaque avec un morceau de beurre frais, dans tous les cas de constipation opiniâtre.

Tournefort conseille dans les tranchées et les rétentions d'urines, un cataplasme de cerfeuil passé par la poêle avec le beurre et appliqué sur le ventre.

Champignons

Pour beaucoup de personnes, les champignons sont un plat de gourmets. Malheureusement ici l'hygiène n'est pas d'accord avec le goût.

Les plus illustres savants nous parlent tous des champignons comme de la plus malsaine des nourritures que nous puissions prendre.

Sitôt absorbés, disent-ils, les champignons se décomposent et mettent, par ce fait, tout ce que contient notre estomac en putréfaction, en bouillie nauséabonde et infecte.

De plus, tous les jours nous voyons, dans les journaux, que des familles entières, enpoisonnées par des champignons, ont péri après plusieurs heures d'horribles souffrances. Il y a de quoi frémir, mais on a toujours mangé et l'on mangera quand même, toujours, des champignons.

Nous croyons être utile en donnant la meilleure recette connue jusqu'à ce jour pour ne pas s'empoisonner. Elle est du célèbre Gérard.

D'abord, soyez très prudent, ne mangez que des champignons que vous connaissez bien et qui ont déjà été expérimentés par des personnes dignes de foi.

Ne vous fiez pas à ces préjugés populaires qui

rous font mettre une cuillère d'argent ou une bague en or dans la casserole où cuisent les champignons, soi-disant pour reconnaître leurs bonnes ou mauvaises qualités. Ce sont là des histoires de bonnes femmes.

Voici le vrai procédé qui permet d'enlever aux champignons vénéneux leurs principes nuisibles : le couper en 4 ou 8 morceaux selon leur grosseur, puis les mettre à tremper dans de l'eau fraîche dans laquelle on a eu soin d'ajouter, par litre d'eau, un demi-verre de fort vinaigre et de faire fondre une petite poignée de sel de cuisine. Au bout de deux heures on les retire, on les lave à grande eau, puis on les passe à l'eau bouillante pendant cinq minutes, on les retire, on les presse un peu et l'opération est terminée. Tous leurs principes vénéneux ont été absorbés par l'eau, le sel et le vinaigre. Les préparer ensuite à la casserole ou poêle sans crainte.

En Russie, les paysans ramassent tous les champignons indistinctement et les stratifient par couches dans du sel. Après quelques semaines, ils les lavent à grande eau et les soumettent à l'ébullition, puis ils les mangent sans danger.

Malgré tout, répétons encore : Soyons prudents, moins nous mangerons de champignons, mieux cela vaudra pour notre santé.

En cas d'empoisonnement par les champignons, voir l'article *Empoisonnements et contre poisons.*

On nous signale à ce propos le remède suivant dont l'efficacité est, paraît-il, certaine :

Mélanger rapidement dans une cuillerée d'eau chaude eu froide, une grosse cuillerée de sel commun et autant de moutarde, faites avaler cette mixture au malade.

A peine est-elle absorbée qu'elle agit comme l'émétique ramenant tout ce que contient l'estomac

Afin qu'il ne reste aucune parcelle du poison, faites avaler le blanc d'un œuf au malade puis, après une tasse de fort café.

Mais vous n'administrerez ces dernières substances — qui anihilent un gran' nombre de poisons virulents — que quand l'est...ic est tranquille, c'est-à-dire lorsque le malad ne rejette plus.

Nota. — Nous répétons encore que c'est une nourriture malsaine, toujours dangereuse; s'en passer est un acte de sagesse.

Chêne

(Cupulifères, T.) Quercus, Robur.

Chêne mâle, vulgaire, quesne, rouvre, robure, etc.

L'écorce du chêne est un astringent très fort. Dans les règles trop abondantes ou trop prolongées, dans les crachements de sang et les selles mêlées de sang, prendre 3 grammes de poudre d'écorce de chêne avec un peu de miel ou de sirop, une fois par jour et à jeun.

Eviter de s'en servir comme gargarisme, car son emploi offre, dans ce cas, des inconvénients.

Opinions des savants : Cazin a employé la poudre d'écorce de chêne mêlée avec du miel à la dose de 2 à 4 grammes contre les hémorrhagies utérines qui n'avaient cédé à aucun autre moyen.

Barras a guéri les douleurs d'estomac rebelles en employant l'infusion sucrée de poudre de glands prise après le repas.

Chicorée sauvage

(Composées, L.) Cichorium intybus.

La chicorée est purgative, tonique et fébrifuge. On emploie les feuilles et la racine. Nous en conseillons beaucoup l'usage aux personnes cons tipées.

Opinion des savants : Geoffroy dit que la chicorée affermi les fibres relâchés de l'estomac ; elle excite l'appétit, aide la digestion, purifie les conduites urinaires, facilite la transpiration.

D'après Bossu cette plante serait dépurative' fondante, apéritive et guérirait la jaunisse.

Chiendent

(Graminées, Rich.) Cynodon dactylon ou Triticum repens.

Bouliques, froment rampant, etc.

Cette plante est employée dans toutes les maladies inflammatoires. (Voir *Dépuratif.*)

Dans toutes les maladies en général, on peut la donner comme tisane.

Tisane commune

Elle se fait avec de l'orge et du chiendent que l'on fait bouillir dans l'eau. On y ajoute un peu de réglisse pour lui donner un goût agréable. C'est la tisane que les médecins ordonnent communément à leurs malades pour les rafraîchir et ôter la grande ardeur de la fièvre, mais il ne faut pas en abuser.

Ciguë

(Ombellifères, L.) CONIUM MACULATUM.
Faux-persil, persil sauvage, ciguë des jardins, petite ciguë, persil bâtard, etc.

Petite ou grande, la ciguë est un poison très violent et d'autant plus dangereux que beaucoup de personnes la confondent avec le persil ou le cerfeuil.

Voici un moyen bien simple de ne jamais se tromper; écrasez entre vos doigts trois ou quatre feuilles de la plante soupçonnée. Sentez vos doigts; le persil et le cerfeuil répandent une odeur très agréable, la ciguë est nauséabonde et vireuse.

Consoude (Grande)

(Borraginées, T.), SYMPHITUM OFFICINALIS.
Oreilles d'âne, grande langue de vache, herbe aux coupures.

La racine fraîche de grande consoude, râpée et appliquée sur une brûlure, en calme la douleur instantanément. Employée de la même manière sur les crevasses des seins, elles les guérit aussi en peu de jours.

Opinion des savants : Cazin conseille aux nourrices, dont les seins sont gercés, de creuser un trou en forme de dé à coudre, dans la racine de consoude, d'y introduire le mamelon pendant vingt-quatre heures.

Chaumel l'emploie pour calmer les douleurs de la goutte; faire bouillir la racine Grande Consoude et l'appliquer en cataplasme sur le mal, le plus chaudement qu'il sera possible.

Rocques préparait avec la racine de consoude, le sirop de gomme arabique, le suc d'un citron, un remède, d'après lui, infaillible contre les crachements de sang des vieillards et des personnes faibles.

Coquelicot

(Papavéracées, L.) PAPAVER RHŒAS.

Ponceau, pavot des champs, pavot rouge, etc.

Les fleurs de coquelicot remplacent avantageusement l'opium et n'offrent pas de si graves inconvénients.

Infusion de 4 à 5 grammes par litre d'eau; prendre par petite quantité dans les rhumes, les catarrhes du poumon, les fièvres éruptives, etc. Cette infusion est également conseillée pour faciliter la transpiration. Prise en lavement avec un peu d'huile d'olive, elle guérit la diarrhée.

Cresson

(Crucifères, L.) SISYMBRIUM NASTURTIUM ou NASTURTIUM OFFICINALE.

Cresson de fontaine, cresson d'eau, etc.

L'une des meilleures plantes comme dépuratif; on peut la prendre comme l'on veut en salade ou naturelle, ou en soupe, etc.

Cuite dans du lait, elle guérit les catarrhes chroniques, les rhumes anciens et même la phtisie prise au début.

Mangée verte et fraîche, elle guérit le scorbut et le muguet.

Opinion des savants : Cazin conseille le suc ou jus à la dose de 120 grammes, mêlés avec autant de lait, dans les catarrhes pulmonaires, chez les sujets lymphatiques.

D'après le même savant, le lait dans lequel on fait bouillir le cresson, est excellent pour les maladies de poitrine.

Chaumel assure que la décoction de cresson est infaillible contre les enflures du ventre.

Récamier la conseille également dans l'hydropisie.

Digitale pourprée

(Scrofulariées, T.) DIGITALIS PURPUREA.
Doigts de Notre-Dame, gant de Notre-Dame, gantelée, doigtier, etc.

Elle est employée dans les palpitations, les battements de cœur, l'hydropisie; mais c'est un poison tellement violent et si énergique que nous conjurons nos lecteurs de ne s'en servir que d'après les conseils d'un docteur expérimenté et mieux encore de ne jamais en prendre.

Douce-Amère

(Solanées, L.) SOLANUM DULCAMARA.
Vigne de Judée, morelle grimpante, réglisse sauvage, crève-chien, vigne sauvage, etc.

Très conseillée, jadis pour les dartres et l'eczéma, on doit l'abandonner aujourd'hui, car il est reconnu qu'elle contient des principes vénéneux. (Voir *Dartres.*)

Ellébore noir

(Renonculacées, L.) HELLEBORUS NIGER.
rose de Noël, rose d'hiver, herbe de feu, etc.

C'est un poison violent. Il faut donc l'éviter, quoique divers auteurs le conseillent comme émétique et purgatif. (Voir ces mots.)

Eucalyptus globulus

(Myrtacées, L.) EUCALYPTUS GLOBULUS.
Gommier bleuâtre, Arbre à la fièvre.
Cet arbre, originaire de l'Australie, a été acclimaté depuis une quarantaine d'années en Italie, en Corse et dans le midi de la France.

Seules les feuilles sont employées en médecine.

Elles contiennent une essence puissamment antiseptique.

A l'extérieur on en fait des fumigations pour assainir les chambres, des fomentations dans les maladies de poitrine et infectieuses.

A l'intérieur, contre l'influenza, la phtisie, les fièvres, etc., en décoction de 12 à 15 grammes pour un litre d'eau.

Les émanations de cet arbre sont très salutaires. Il est bon d'en planter dans tous les endroits malsains.

Fenouil

(Ombellifères, Off.) FŒNICULUM VULGARE.
Pousse à l'état sauvage et est cultivé.

Ses racines sont apéritives, 25 grammes par litre d'eau en infusion : un verre ordinaire avant chaque repas.

Les semences de fenouil augmentent la quantité de lait des nourrices et le rendent meilleur : 30 grammes pour un litre d'eau en infusion ; un verre ordinaire avant chaque repas.

Opinions des savants : Simon Pauli   seille la décoction de la racine et des graines dans les fièvres malignes, la petite vérole et la rougeole.

Trajus en recommande l'usage pour rétablir et conserver la vue.

Bandard rapporte plusieurs exemples de mères qui, manquant de lait étaient sur le point d'abandonner leurs enfants à un lait étranger, et ont rétabli la sécrétion de ce fluide pré eux, par quelques infusions de semences de fenouil, adoucies avec un peu de réglisse.

Fougère

(Des Fougères, L.) PHTERIS AQUILITA, OU POLYPODIUM FÉLIX-MAS.

Fouchère, faillière, fayère, pteris, porte-aigle, etc.

Avec les feuilles sèches on fabrique d'excellents matelas pour les enfants faibles, rachitiques, noués, qui font pipi au lit, etc.

Les racines de fougère mâle réduites en poudre s'emploient en décoction de 15 à 25 grammes par demi-litre d'eau contre les vers ordinaires et le ver solitaire ou ténia.

Fraisier

(Des Rosacées, L.) FRAGARIA VESCA.

Les fraises sont un peu indigestes, mais elles forment un aliment nourrissant, très utile aux catarrheux, goutteux, et aux personnes atteintes de gravelle et de rhumatisies.

Pour les rendre plus faciles à digérer, il suffit de les saupoudrer avec un peu de sucre et les arroser avec un peu de vin.

Ses racines sont apéritives et dépuratives.

Frêne

(Oléacées, T.) FRAXINUS EXCELSIOR.

Bel arbre fort élevé que l'on rencontre partout. Son écorce est astringeante.

Ses feuilles sont également purgatives. Nous conseillons vivement aux personnes atteintes de la goutte ou de rhumatismes, d'en boire une tasse après chaque repas avec quelques feuilles de menthe : 30 grammes par litre d'eau) de feuilles de frêne, trois ou quatre feuilles de menthe, en infusion.

Fumeterre

(Fumariacées, L.) FUMARIA OFFICINALIS.

Herbe à la jaunisse, fine terre, pisse-sang, fiel de terre.

Son infusion (50 grammes par litre d'eau) est dé-purative, elle guérit à la longue les dartres, les croûtes de lait chez les enfants, la jaunisse et l'engorgement du foie.

On cite plusieurs centenaires qui disaient avoir pris comme seul remède durant leur longue existence, un grand verre d'infusion de fumeterre avant le repas du soir. Pour enlever l'amertume, ajouter un morceau de sucre.

Opinion des savants : Gilibert la recommande dans toutes les maladies de la peau.

Ginel la conseille pour les dartres invétéréed pendant six mois, boire matin et soir, un gran; verre de fumeterre infusée dans du lait.

Rocques l'ordonne aux enfants scrofuleux;

Genêt à balais

(Légumineuses, L.) SPARTIUM SCOPARIUM.
Genettier, Jumelle, Spartier à balais.

Les fleurs de genêt sont diurétiques et très utiles dans les rétentions d'urine.

On les emploie en décoction à la dose d'une bonne poignée par litre d'eau.

Plusieurs savants affirment avoir guéri l'hydropisie en faisant suivre ce traitement pendant un mois, à raison d'un litre de tisane par jour, prise à jeun, en quatre fois.

Génévrier

(Juniperacées, L.) JUNIPERUS COMMUNIS.

On en fait une boisson agréable, en faisant fermenter les baies dans de l'eau, et par distillation on en fait une liqueur alcoolique très estimée dans e Nord, sous le nom de genièvre. Il ne faut pas en abuser

Quand le système nerveux, les viscères et l'estomac sont dans une grande lassitude, on emploie es baies de génévrier comme un stimulant : une poignée pour un litre d'eau en infusion; un verre ordinaire trois fois par jour à jeun.

Pour laver les vieux ulcères et en obtenir la cicatrisation, les laver avec la décoction de bois de génévrier : 50 grammes pour un litre d'eau.

Opinion des savants : Dange rapporte que l'infusion des baies de génévrier concassées dans du lait de chèvre bouillant et administrées, pendant plusieurs jours, aux malades atteints de la gravelle, débarrasse les reins sans irritation, et que l'ur re charrie de petits calculs mêlés à une grande quantité de sable fin.

Gentiane jaune

(Gentianées, L.) GENTIANA LUTEA.

Grande gentias, gentis, gansana, quinquina du pauvre.

La racine de gentiane est tonique, stomachique, fébrifuge et vermifuge. Il faut pour cela en faire un vin dont on boit un petit verre avant chaque repas :

    Racines de gentiane sèches..   30 grammes
    Eau-de-vie.....................   —

Laisser macérer 24 heures, ajouter un litre de vin blanc et laisser macérer 6 jours. Passer à travers un linge très fin.

Ce vin donne d'heureux résultats pour relever les forces de l'estomac après les fièvres, la goutte et la scrofule.

Opinion des savants : Malhiode vante l'infusion de racine de gentiane contre les fièvres tierces et quartes.

Boerhaave dit que la décoction de racines de gentiane est très utile dans tous les cas de fièvres intermittentes et les vices scrofuleux.

Globulaire vulgaire et Tusbith

(F. des globulaires, L.) GLOBULARIA VULGARIS, GLOBULARIA ALYPUM.

Petit globe, boulette, boulotte, marguerite bleue, fruit terrible, Séné des Provençaux, etc.

La forme de sa fleur lui a valu son nom. La globulaire vulgaire et la globulaire Tusbith diffèrent l très peu. Les propriétés sont absolument les mêmes.

C'est un excellent purgatif, qui ne cause ni nausées, ni coliques, et n'est pas mauvais à prendre.

Les feuilles seules sont employées : 40 à 60 grammes pour un litre d'eau, en décoction.

Grenadier

(Punicacées, L.) PUNICA GRANATUM.
Voir table des matières : Vers solitaires.

Groseillier noir

(Grosullariées, L.) RIBES NIGRUM.
Les feuilles de groseillier noir ou cassis mélangées à la même quantité de réglisse (30 grammes de chaque pour un litre d'eau en décoction), donnent une boisson très rafraîchissante et qui pousse aux urines. Nous la conseillons volontiers dans l'hydropisie, la gravelle, les rétentions d'urine, la goutte, le rhumatisme et les inflammations de l'estomac et des intestins.

Guimauve

(Malvacées, L.) ALTHÆA OFFICINALIS.
Les fleurs, les feuilles et les racines sont adoucissantes et émollientes : infusion de 30 grammes par litre d'eau pour les feuilles et les fleurs ; décoction à la même dose pour les racines.

En lavements tièdes, elle débarrasse les intestins.

Aux mères de famille, nous conseillons de donner à sucer à leurs enfants une racine de guimauve ; elle calme l'irritation des gencives et facilite la sortie des dents. Elle est de beaucoup préférable aux jouets en verre et en ivoire.

Hêtre

(Cupulifères.) FAGUS SYLVATICA.
Far fayau, fayard, fonteau.
Bel arbre dont les fruits, appelés faînes, donnent une huile très fine.

Son écorce est un excellent fébrifuge, surtout pour les fièvres intermittentes et des marais ; 30 grammes d'écorce sèche en décoction pour un litre d'eau.

Hièble sureau

(Caprifoliacées, L.) SAMBUS ABALUS.
Petit sureau, sureau en herbe, sêu, sambu.
Ses fleurs sont sudorifiques : décoction 50 grammes par litre d'eau. L'écorce de ses racines et la deuxième écorce sont purgatives : même dose en décoction.

Opinions des savants : Cazin dit que les feuilles d'hièble et celles d'absinthe cuites ensemble et appliquées sur le bas-ventre d'un enfant de 17 mois, ont procuré des évacuations abondantes avec expulsion de plusieurs vers vivants.

Houblon

(Urticées, L. HUMULUS LUPULUS.
Les propriétés principales du houblon résident dans la poussière jaune appelée lupulin, qui se trouve au milieu des écailles des fleurs femelle formant un cône. Il faut donc ne jamais secouer cette poussière.

Le houblon entre dans la fabrication de la bière.

Les fraudeurs le remplacent par la gentiane, la centaurée, l'absinthe, le buis, etc.

La décoction du houblon (40 grammes de cônes pour un litre d'eau) régénère le sang appauvri, tout en le dépurant et rend la santé.

Trois petits verres par jour à jeun, pour les enfants lymphatiques, mous, au visage bouffi, prédisposés au scrofulisme (glande dans le cou menaçant de s'ouvrir), rachitiques, noués, vermineux, scorbutiques, etc.

Trois verres ordinaires par jour, à jeun, pour les grandes personnes dans la convalescence, pour les maux d'estomac, les digestions lentes et pénibles.

Un verre avant de se mettre au lit procure un sommeil tranquille. (Voir aussi *Sommeil*).

Hysope officinale

(Labiées, L.) HYSOPUS OFFICINALIS.

Elle est excitante, amère et tonique. Infusion de 20 grammes par litre d'eau. Très utile dans les affection pulmonaires, les catarrhes chroniques et l'asthme humide, car elle facilite l'expulsion des crachats et les modifie.

Elle est aussi employée dans la gravelle, les fièvres éruptives, les coliques venteuses, les gastralgies, les flueurs blanches, etc.

Laitue cultivée

(Composées, L.) LECTUCA SATIVA.
Laitue romaine, laitue pommée.
En salade ou avec de la viande, la laitue est u

aliment qui convient aux personnes constipées ; sa décoction (60 grammes par litre d'eau, 3 verres par jour à jeun) est rafraîchissante, émolliente, narcotique, et calme les ardeurs des passions voluptueuses.

Pour passer une nuit calme et bien reposer, boire avant de se coucher une tasse de tisane faite avec une forte pincée de feuilles de laitue et deux verres d'eau que l'on fait bouillir cinq minutes ; boire tiède. Très conseillée aux personnes nerveuses. Ne pas en abuser.

Lavande spic

(Labiées, L.) LAVANDULA SPICA.

Aspic, spic, lavande mâle, etc.

La lavande est extrêmement aromatique. On en retire l'huile d'aspic qui est très employée en parfumerie et en médecine et est appelée aussi Essence de Lavande quand elle est de première qualité.

Pour détruire tout genre de vermine sur le corps, prenez moitié huile d'aspic et moitié alcool ; il suffit de frictionner deux fois la partie atteinte pour que tout disparaisse ; ne pas en mettre sur les plaies et les écorchures.

Son infusion (10 grammes de fleurs par litre d'eau) est très utile dans les maux de tête, la migraine, les indigestions, et ramène les règles quand la suppression en est due à un affaiblissement général. Dans ce cas, boire l'infusion pendant 3 ou 4 jours de suite au moment où les règles devraient apparaître.

Fumigation contre l'enflure : Mettez dans une bassinoire sur le feu, quelques pincées de Lavande et de Romarin, bassiner le t du malade pendant que les plantes produisent beaucoup de fumée, faites le coucher il transpirera fortement. Avoir soin de réitérer ce remède jusqu'à guérison complète, deux fois par jour.

Lichen d'Islande

Lichens, L.) LICHEN ISLANDICUS OU CETRARIA ISLANDICA.

Sa décoction (30 grammes par litre d'eau) est très réputée dans les maladies des bronches ; elle calme la toux, les diarrhées chroniques et celle des enfants en sevrage.

Ordinairement on le prépare avec du lait et on sucre au miel. On peut en boire à volonté ; mais il est préférable d'en prendre un bol bien chaud, en se couchant et au saut du lit.

Lierre grimpant.

(Hérédiacées, L.) HEDERA HELIX.

Lierre à cautère, herbe à dents, herbe à cors, etc.

Les fruits du lierre grimpant sont purgatifs nous conseillons de ne jamais en prendre, car ils sont souvent dangereux.

Ses feuilles ont beaucoup de propriétés.

(Voir *Maux de dents, Cors aux pieds*).

On les applique bien propres sur les plaies, les brûlures et les érysipèles ; elles préviennent aussi les éruptions douloureuses et maintiennent une fraîcheur agréable sur la partie de la peau qui est entamée.

Lierre terrestre.

(Labiées, L.) GLECHOMA HEDERACEA.

Rondelette, courroie de Saint-Jean, herbe Saint-Jean, lierret, etc.

Son infusion (15 à 20 grammes par litre d'eau) est un excellent médicament contre les vieux rhumes et les catarrhes chroniques.

Dans la phtisie, elle modifie les crachats et relève les forces du malade.

Opinion des savants : Bossu le conseille comme un tonique stimulant qui porte son action sur les organes respiratoires et que l'on doit employer dans toutes les maladies de la poitrine.

Hœffer dit que le jus de cette plante aspiré par le nez soulage la migraine.

Lin.

(Linées, L.) LINUM USITATISSIMUM.

On donne la tisane de graines de lin dans toutes les inflammations de l'estomac et des intestins, 12 à 15 grammes dans un litre d'eau ; laisser bouillir à peine deux minutes.

(Voyez aussi *Constipation* et *Graines de longue vie.*)

C'est avec la farine de lin que l'on fabrique l'un des meilleurs cataplasmes émollients que l'on applique sur les parties enflammées et sur le ventre pour en calmer les douleurs. Il faut que la farine soit bien fraîche, elle devient dangereuse si elle est sèche comme de la sciure de bois.

Lis blanc.

(Liliacées, L.) LILIUM CANDIDUM.

Il faut éviter de placer les fleurs de lis dans les chambres à coucher, et même de laisser ouvertes les fenêtres des chambres donnant sur les jardins où il y a beaucoup de lis, car il en résulte des maux de tête violents, des vertiges et même des syncopes.

Pour les plaies : appliquer des fleurs de lis que l'on a fait tremper dans de l'eau-de-vie pendant au moins six heures. Employées de même, elles guérissent les écorchures et les contusions.

L'oignon du lis cuit sous la cendre et appliqué sur un cor ou toute autre callosité, les fait mûrir promptement en ayant soin de les renouveler toutes les heures. Il est aussi recommandé pour les abcès, panaris, tournioles, furoncles, etc.

Liseron des haies.

(Convolvulacées, L.) CONVOLVULUS SEPIUM.

Grand liseron, lisette, scorie, couronne à la vierge, fleur d'entonnoir, chemise de Notre-Dame, etc.

Toutes les parties de cette plante sont laxatives et fournissent un excellent purgatif très léger. La manière la plus simple d'administrer ce médicament est de faire bouillir 8 à 10 grammes de feuilles ou racines de liseron dans un demi-litre d'eau ; laisser refroidir, passer et boire un verre ordinaire à jeun.

Liseron des champs.

(Convolvulacées, L.) CONVOLVULUS ARVENSIS.

Clochette des champs, petit liseret, couronne, lis, et robe de la vierge, etc.

A les mêmes propriétés que le liseron des haies.

Marrube.

(Labiées, L.) MARUBIUM VULGARE.

Mont blanc, bon blanc, marrochemin, herbe vierge, bonhomme, marrube blanc, etc.

Cette plante a beaucoup de ressemblance avec la grande ortie

Pour 1 litre d'eau, 30 grammes de feuilles et fleurs, laisser infuser 10 minutes.

Cette tisane, prise à jeun à raison de 3 à quatre verres par jour, fortifie l'estomac, excite la sécrétion des urines, active la transpiration, facilite l'expectoration des crachats, provoque l'écoulement menstruel et excite le système nerveux. On emploie cette même tisane avec succès dans les maladies du cœur et du foie.

Néanmoins, il faut en faire un usage modéré, car elle fait maigrir sensiblement.

Opinion des savants : Gilibert conseille le marrube dans les engorgements du foie, dans les suppressions des règles, dans tous les cas où les toniques sont nécessaires.

Furnari l'ordonne en infusion dans toutes les affections rhumatismales.

Forestus l'administrait en décoction contre la jaunisse.

Cazin dit que cette plante, infusée dans le vin ou la bière, donne de bons résultats contre la gastralgie et les pertes blanches.

Bossu se servait de l'infusion de marrube pour laver les ulcères.

Mauve.

(Malvacées, L.) MALVA ou MALVA SYLVESTRIS.

Grande mauve, mauve sauvage, herbe à fromage, fromageon, etc.

La grande mauve (Malva sylvestris) et la petite mauve à feuilles rondes (malva rotondifolia) ont

absolument les mêmes propriétés : elles sont émollientes et très adoucissantes, et trouvent ainsi leur
emploi partout où il y a de l'inflammation.

Les fleurs sont très utiles dans toutes les maladies des voies respiratoires : asthmes, rhumes,
toux, etc. Infusion de 15 grammes pour un litre
d'eau.

Les feuilles s'emploient en cataplasmes comme
émollient, on en fait aussi des lavements et des
fomentations.

Pour calmer les maladies de peau et les inflammations de tout genre, on se sert comme lavage ou
application de la tisane de feuilles et de racines de
mauve. Décoction de 30 grammes de feuilles ou de
racines par litre d'eau.

Les racines doivent être fraîches, car en séchant
elles perdent leurs propriétés.

Pour les vomissements de sang (hématémèse),
prendre trois fois par jour, à jeun, un grand verre
d'infusion de fleurs de mauve (15 grammes pour un
demi-litre d'eau, laisser infuser cinq minutes et
boire à jeun). Ne prendre cette infusion que pendant quatre jours, car son usage prolongé affaiblit
l'estomac.

Mélilot.

(Légumineuses, T.) Trifolium melilotus.
Trèfle de cheval, mélilot, couronne royale, lotier,
etc.

Cette plante était employée jadis dans une infinité de maladies. Il est aujourd'hui bien prouvé
qu'elle ne rend des services que dans deux cas.

1° Pour l'inflammation des yeux : 30 grammes de
feuilles et fleurs pour un litre d'eau bouillante,

laisser infuser dix minutes, passer et laver les yeux comme il est indiqué à l'article *Yeux*. Ajouter un peu de miel.

2° Pour donner au lapin domestique le goût et le parfum du lapin de garenne, introduire dans le corps du lapin domestique, sitôt tué et vidé, une forte pincée de feuilles et fleurs de mélilot; bien envelopper avec un linge et laisser reposer deux heures.

Mélisse

(Labiées, L.) MELISSA OFFICINALIS.

Citronelle, citronade, herbe au citron, citronne, céline, piment des abeilles, ponchirade, etc.

Les feuilles et les sommités fleuries de cette plante se préparent en infusion, 25 grammes pour un litre d'eau.

On l'emploie avec succès dans la migraine, les langueurs et les débilités de l'estomac, les spasmes, les convulsions, les maux de tête, les mauvaises digestions, les vents, les palpitations, etc.

Préparée de la manière suivante, elle est encore plus active et d'un goût plus agréable :

FORMULE DE L'EAU DE MÉLISSE (dite des Carmes).

Prendre une grande cruche en grès à large ouverture et y introduire :

Esprit-de-vin.................	3 litres
Feuilles et fleurs de mélisse.	500 grammes
Racines sèches d'angélique .	16 —
Zestes de citron.............	125 —

Bien boucher la cruche et laisser macérer neuf jours en l'agitant chaque jour.

Passer ensuite à travers un tissu fin et serré en

exprimant, puis remettre le liquide dans la cruche et ajouter :

Coriandre.................	200	grammes
Noix muscade concassée....	40	—
Cannelle fine concassée.....	4	—
Clous de girofle	2	—

Reboucher et laisser macérer huit jour en agitant la cruche chaque jour, passer avec expression et ajouter:

Eau de fontaine ... 1|3 de litre.

Laisser reposer vingt-quatre heures, filtrer, mettre en bouteilles et bien boucher.

Cette eau de mélisse s'emploie en petits verres pour l'usage interne dans tous les cas cités plus haut, mais on l'emploie aussi pour l'extérieur comme vulnéraire pour les coupures, les plaies, les contusions.

Opinion des savants : Forestus faisait usage de son infusion, contre les palpitations de cœur.

Simon Gauli l'employait pour la mélancolie.

Rocques conseille aux hommes studieux qui prolongent leurs veilles et qui souffrent des nerfs et de la tête, l'infusion de mélisse blanche avec un peu de lait.

Cazin fait remarquer que, comme toutes les plantes excitantes, la mélisse est nuisible ouand il y a chaleur, soif et irritation.

Menthe poivrée

(Labiées. L. MENTA PIPERITA.

Menthe anglaise, menthe sauvage, menthe pouliot, menthe à feuilles rondes, menthe crépue, menthe verte, menthe romaine, etc.

Cultivée ou à l'état sauvage, la menthe jouit des mêmes propriétés, quoique la forme et ses noms varient.

Prise en infusion (10 grammes par litre d'eau, fleurs et feuilles), la menthe est souveraine contre les mauvaises digestions, le catarrhe des muqueuses, dont elle favorise l'expectoration et empêche la formation des matières à expectorer.

On l'administre avec succès contre les palpitations, les tremblements et les vomissements nerveux. Elle est aussi vermifuge.

Elle excite très vivement aux plaisirs sensuels.

Nous la conseillons dans les règles douloureuses et difficiles qui s'accompagnent de frissons, de bâillements, de spasmes et surtout de coliques déchirantes de la matrice, car elle détermine une répartition plus égale de la chaleur, procure une douce moiteur et fait couler les règles d'une manière continue et paisible.

Mercuriale

(Euphorbiacées, T.) MERCURIALES.

Foirole, foirode, vignoble, vignette, chiolle, cagarelle coquenlit rimberge, ortie bâtarde, chou de chien, etc.

La mercuriale est employée comme purgatif : 25 à 30 grammes pour un litre d'eau, en infusion.

En séchant, elle perd une grande partie de ses propriétés. Il faut donc l'employer fraîche.

On l'administre surtout en lavements : 40 à 60 grammes en décoction pour deux litres d'eau.

En application sur la tête des enfants, elle fait tomber les croûtes qui s'y forment pendant la période de l'allaitement.

Mille-feuilles

(Composées, L.) ACHILLEA MILLEFOLIUM.

Herbe aux charpentiers, herbe aux coupures, sour-cils de Vénus, herbe à mille feuilles, herbe aux militaires, achillée, herbe andovoire, herbe aux voituriers, herbe aux cochers, saigne-nez, herbe de Saint-Jean, etc.

La plupart de ces noms lui ont été donnés à cause des propriétés qu'on lui prêtait autrefois; mais il est absolument certain aujourd'hui que la mille-feuilles, écrasée et appliquée sur une plaie, etc., ne fait qu'en retarder la cicatrisation.

Les seules propriétés utiles de cette plante, c'est d'être tonique, stimulante, antispasmodique et emménagogue.

Lorsque les règles sont supprimées pour une cause passagère, soit un froid, une grande frayeur etc.; lorsqu'après l'accouchement, les lochies se suppriment tout à coup, la mille-feuilles administrée en infusion ou sous la forme de suc exprimé, peut les ramener facilement.

Elle calme les hémorroïdes et les maladies nerveuses.

Infusion, 30 grammes de toute la plante par litre d'eau.

Mille-pertuis

(Hypéricinées, L.) HYPERICUM PERFORATUM.

Herbe de la Saint-Jean, chasse-diable, herbe aux mille-pertuis, herbe aux mille trous, trucheron jaune, barbe de Saint-Jean, melpertrix, verge d'or, trescalar perforé, etc.

C'est l'une des plantes les plus utiles.

USAGE INTERNE : (les fleurs et les feuilles, en infusion, 30 grammes par litre d'eau bouillante). Un grand verre de mille-pertuis, quelques minutes avant le repas, débarrasse l'estomac de toutes les impuretés, donne appétit, facilite la digestion, supprime les vomissements, les aigreurs, les renvois, etc. Cette infusion est très utile dans les catarrhes chroniques, les rhumes et les affections pulmonaires; très utile aussi dans les catarrhes de la vessie.

Usage externe : faire macérer dans l'alcool les fleurs de mille-pertuis et les appliquer sur les plaies, écorchures, coupures, contusions, etc.; elles calment la douleur et facilitent la guérison.

Opinions des savants : Cazin dit avoir employé, avec avantage l'infusion des sommités de Mille-pertuis dans les maladies des voies respiratoires. Il conseille de mêler avec cette plante, à parties égales, la racine d'aunée et le lierre terrestre.

Moutarde

(Crucifères, L.) Sinapis nigra, Sinapis alba.
Séneve des champs, moutarde des champs, moutarde.

La moutarde noire et la moutarde blanche ont les mêmes propriétés et rendent d'immenses services.

Les graines, réduites en farine (farine de moutarde), servent pour faire des bains de pieds, des sinapismes, etc. Se servir pour cela d'eau tiède et jamais d'eau chaude ou de vinaigre. Un sinapisme ou emplâtre de farine de moutarde ne doit rester en place que 35 ou 40 minutes.

La fameuse moutarde de Dijon n'est simplement que de la farine de moutarde blanche délayée dans du verjus et aromatisée selon le goût ; c'est un condiment excellent, elle facilite la digestion tout en excitant l'appétit, mais il faut en user très modérément, car l'abus occasionne de l'échauffement dans l'estomac et les intestins.

Une cuillerée à bouche de farine de moutarde, dans un verre d'eau fraîche ou mieux tiède, pris par gorgées, constitue un vomitif.

Une pincée de farine de moutarde, chaque matin, dans les chaussettes, empêche le froid aux pieds.

Navet, Rave

Crucifère, L.) BRASSICA NAPUS.

Navet tendre, turneps, navette rabiole, etc.

C'est un excellent rafraîchissant et émollient.

On en fait un excellent potage en le faisant cuire dans du lait et en y ajoutant un peu de beurre frais. Ce potage est le meilleur que l'on puisse donner aux personnes atteintes d'inflammation de poitrine et d'intestins.

Noyer

(Juglandées, L.) JUGLANS OU JUGLANS REGIA.

Gland divin, gognier, gauquier, arbre du sommeil, etc.

Toutes les parties du noyer sont utiles à l'homme.

POUR GUÉRIR LES SCROFULES : 30 grammes de feuilles de noyer en infusion dans un litre d'eau, en boire trois verres par jour à jeun.

POUR LES FLUEURS BLANCHES : 50 grammes de feuilles en décoction dans un litre d'eau, en injections soir et matin.

Liqueur : Le brou ou écorce verte de la noix fraîche, mise dans l'eau-de-vie, constitue une liqueur stomachique assez estimée.

Bain : Une forte décoction de feuilles de noyer dans un bain ordinaire est un précieux remède pour les personnes scrofuleuses ou atteintes de maladies nerveuses.

Parmi les nombreux traitements préconisés contre le diabète, il en est un qui donne des résultats vraiment merveilleux. Ce traitement consiste tout simplement à boire, matin et soir, un grand verre d'une infusion de feuilles de noyer (20 à 25 grammes pour un litre d'eau).

Les feuilles de noyer activent la digestion et la circulation du sang, augmentent l'énergie des fonctions.

Sous leur influence, les chairs deviennent plus fermes, la pâleur chlorotique fait place à une teinte rosée.

Leur action, il est vrai, est un peu lente. Il faut une vingtaine de jours au moins pour que les effets en soient sensibles.

On doit donc le conseiller non seulement dans le diabète, mais aussi dans l'anémie, etc.

Oignon ou ognon

(Liliacées, L.) Allium cepa.

L'oignon ne convient pas aux tempéramments bilieux, aux sujets délicats et très irritables, ni aux personnes atteintes de maladies de la peau. Il en est de même de l'ail.

L'oignon cuit constitue une nourriture aussi agréable que salutaire dans l'hydropisie, les rétentions d'urine, les maladies des voies respiratoires.

Cuit sous la cendre et appliqué sur les panaris
furoncles, abcès froids, il en active la suppuration,
le renouveler deux fois par jour.

Oranger

(Hespéridées, L.) CITRUS AURANTIUM.

C'est avec les fleurs d'oranger que l'on fabrique
l'eau de fleur d'oranger qui, prise avec de l'eau
sucrée, calme les agitations nerveuses, les spasmes,
la toux nerveuse sans crachats, les attaques de
nerfs, les migraines, les palpitations, etc. Elle facilite la digestion, augmente l'apétit et diminue les
gonflements du ventre.

Les feuilles d'oranger, prises en infusion (20 gr.
pour un litre d'eau), ont les mêmes propriétés que
les fleurs.

L'écorce des oranges sert à fabriquer des liqueurs
amères, excitantes et fortifiantes.

BOISSONS POUR LES MALADES : Avec le suc abondant
que renferment les oranges, un peu d'eau et du
sucre, on fait une limonade, appelée orangeade, qui
est très utile pour calmer la soif dans toutes les maladies inflammatoires. Elle est de beaucoup préférable à la limonade ordinaire.

Après le repas, une orange en guise de dessert
rafraîchit l'estomac et facilite la digestion.

Orge

(Graminées, L.) HORDEUM VULGARE.

Grosse orge, escourgeon, épeautre, soucrion, etc

COMME ALIMENTS : L'orge fait la base de la nourriture du pauvre dans beaucoup de pays. Le pain
préparé avec sa farine est plus lourd, plus grossie
ue la pain de froment; il est aussi moins noru-

rissant. Dans le Nord, on s'en sert pour la fabrication de la bière.

COMME MÉDICAMENT : L'orge préparée en décoction fournit une tisane rafraîchissante et un peu nourrissante si on la fait bouillir longtemps.

Dans les inflammations de la gorge, se gargariser avec la tisane d'orge et un peu de miel.

Ortie dioïque

(Urticées, L.) URTICA DIOICA.

Grande ortie, ortie commune, ortie vivace, ortie piquante, etc.

En médecine, l'ortie dioïque s'emploie :

1° A L'EXTÉRIEUR : Pour pratiquer l'urtication, opération qui consiste à frapper tout le corps ou une partie quelconque du corps d'un malade avec une poignée d'orties, pour amener une éruption de boutons et activer la circulation du sang. Par exemple, dans les fièvres éruptives, le choléra, certains rhumatismes, la paralysie, l'apoplexie, etc.

2° A L'INTÉRIEUR : Sous forme de suc, de tisane ou de sirop, l'ortie est un astringent excellent. On l'ordonne dans les crachements de sang (hémoptisie), les vomissements de sang (hématémèse), les saignements de nez et les pertes utérines.

Le suc s'extrait en pressant fortement toute la plante. En prendre 100 grammes par jour, en trois fois.

Le sirop se prépare en faisant cuire 250 grammes de suc avec 250 grammes de sucre jusqu'à consistance de sirop.

La tisane se fait avec 50 grammes de la plante et un litre d'eau. Laisser bouillir cinq minutes. Boire à volonté.

Dans les maladies de la peau, le suc d'orties est conseillé et donne souvent de bons résultats.

Ortie blanche

(Labiées,L.) LAMIUM ALBUM.
Ortie morre, lamier blanc, lamion, etc.
Elle se distingue des autres orties en ce qu'elle ne pique pas quand on la touche; ses feuilles sont pâles et ses fleurs blanches.

L'ortie blanche est employée avec succès pour combattre les fleurs blanches (flueurs blanches) et les diarrhées.

On emploie ordinairement les fleurs seules. Néanmoins, on peut se servir de sommités fleuries à raison de 20 à 30 grammes pour un litre d'eau, en infusion.

L'ortie blanche doit être récoltée au moment de la floraison.

Dans plusieurs régions, avec l'ortie blanche, un morceau de beurre et quelques pommes de terre, on fait une soupe délicieuse pour les estomacs faibles et délicats.

Oseille

(Polygonées, L.) RUMEX ACETOSA.
Vinette, aigrette, surelle, patience acide, surelle, parelle, patience des moines.
La racine d'oseille est dépurative.

Ses feuilles sont rafraîchissantês et facilitent la digestion. En bouillon, elles aident les purgatifs.

Pendant l'épidémie de croup, l'oseille mâchée par les enfants peut les préserver du terrible mal.

L'usage de l'oseille est défendu dans les maladies

de poitrine, d'asthme, d'estomac faible et irrité, de gastralgie, etc. L'abus de l'oseille produit la gravelle et la pierre.

Pariétaire officinale

(Urticées, L.) PARIETARIA OFFICINALIS.

Casse pierre, herbe aux nonnes épinard des murailles, perce-muraille, herbe Sainte-Anne, panatage, herbe de Notre-Dame, tanque-mur, paritoire, amouroche, paritaire, esparsoul, herbe au verre, vitriole, etc.

Son infusion (30 grammes de plantes et feuilles sèches pour un litre d'eau) rend de grands services dans toutes les maladies des voies urinaires. Boire à jeun.

Opinions des savants : Bossu dit que la pariétaire administrée en infusion augmente la sécrétion de l'urine et guérit l'hydropisie. D'après lui, elle guérit la gravelle, les coliques néphrétiques, les rétentions d'urine.

Pavot somnifère

(Papavéracées, L.) PAPAVER SOMNIFERUM.

C'est des graines du pavot cultivé que l'on retire l'huile d'œillette.

De sa tige, on retire l'opium, qui pris par petites dose est un calmant, et à dose élevée devient un poison très violent.

Une tête de pavot, bouillie deux minutes dans un demi-litre d'eau, donne une tisane dont un demi-verre calme les nerfs et ramène le sommeil, mais il faut en user rarement.

Pensée sauvage

(Violariées, T.) VIOLA TRICOLOR.

Petite jacée, fleur de la Trinité, herbe à la clavelée violette des champs.

La pensée sauvage est un dépuratif très recommandable, surtout dans les maladies de la peau dartres, eczémas, boutons, etc., et particulièrement pour les croûtes de lait des enfants.

Pour les grandes personnes, 60 grammes par litre d'eau en infusion. On emploie toute la plante. Quatre verres par jour.

Pour les enfants 2 grammes par demi-litre d'eau ou de lait. Quatre fois par jour un demi-verre.

On reconnaît que la plante produit son effet sur la maladie lorsque l'urine prend une odeur fétide qui rappelle celle de l'urine du cha .

Dans dix à quinze jours la guérison est complète.

Persil

(Ombellifères, (Offic.) PATROSELINUM SATIVUM.

Ache, persil, sersin, persil cultivé.

(Voir le moyen de ne pas confondre le persil avec la ciguë, qui est un poison, article *Ciguë*.)

Le persil sert pour l'assaisonnement de la plupart de nos aliments, dont il relève le goût et facilite la digestion.

POUR LES CONTUSIONS : Un excellent remède : bassinez (lavez doucement) trois fois par jour avec l'eau-de-vie camphrée la partie contusionnée et mettez ensuite un cataplasme de persil cuit dans du vin. Le cataplasme doit être chauffé dans le même vin où il a cuit.

En quelques jours on est guéri.

Maux de dents : Le persil broyé dans le creux de la main avec un peu de sel, puis introduit dans l'oreille du côté malade apaise les douleurs de dents.

Pin et Sapin

(Conifères, D. C.) Abies.

Pin sylvestre, pinéastre, pin sauvage, pin de Bordeaux, sapin du Canada.

Tous les arbres connus sous le nom de pins et de sapins fournissent à la médecine plusieurs médicaments précieux, qui sont les *bourgeons de sapin*, la *térébenthine*, l'*essence de térébenthine*, la *poix de Bourgogne* et enfin le *goudron*.

Les bourgeons de sapin sont très employés dans toutes les maladies des voies respiratoires. Infusion de 15 grammes par litre d'eau. Toux, rhumes, asthme, catarrhes, bronchites, etc.

Pissenlits dent-de-lion

(Composées, Jus.) Taraxacum dens leonis.

Florion d'or, dent de lion, salade de taupe, couronne de moine, etc.

La décoction de ses feuilles et racines (66 grammes pour un litre d'eau) est apéritive, diurétique et dépurative.

On fait avec ses feuilles d'excellentes salade rafraîchissantes et bonnes pour la santé.

Plantain

(Plantaginées, L.) Plantago.

Herbe aux puces, plantain commun, grand plan

tain aquatique, fluteau pantagive, fluteau trigone, pain de crapaud, pain de grenouille, plantain des oiseaux, herbe aux canaris, herbe des cinq ou sept côtes, pattes d'oie, queue de rat, etc.

Il y a plusieurs espèces de plantain, les principales sont le plantain grand ou commun (Plantago oncoelata).

Tous les trois possèdent des propriétés analogues. En décoction (50 grammes pour un litre d'eau), ils sont très utiles pour la diarrhée et la dysenterie.

Le suc de plantain, administré à dose de 50 grammes trois fois par jour, est un excellent remède contre les crachements de sang, et flueurs blanches.

Ses feuilles bien lavées et appliquées sur les plaies, les coupures, etc., en facilitent la guérison.

(Pour les maux d'yeux, voir *Yeux*.)

Poireau

(Liliacées, L.) ALLIUM FORRUM.

C'est un aliment très rafraîchissant, digestif, sain, mais peu nourrissant.

Il est essentiellement diurétique. (Voir *Rétentions d'urine, Maladies de la vessie,* etc.)

ONGUENT POUR LES PANARIS, TUMEURS, ABCÈS ETC. : On prend le blanc d'un gros poireau qu'on enveloppe d'un papier mouillé, et qu'on fait cuire sous les cendres pendant vingt minutes; puis il est écrasé et mélangé avec un petit morceau de graisse de porc. On applique ce mélange en guise de cataplasme sur le mal et on le renouvelle toutes les six heures jusqu'à suppuration complète.

Poirée ou bette commune

(Chenopodiées, T.) BETA VULGARIS.
Elle est très rafraîchissante et émolliente.
(Voir, pour plus de détails, notre ouvrage complet).

Polypode commun

(F. des Fougères, L.) POLYPODIUM VULGARE.
Polypode de chêne, fougère douce, réglisse des bois.

Le mot polypode en grec signifie : beaucoup de pieds. Cette plante pousse sur les chênes, les vieux murs, les bords des puits, etc.

La racine est seule employée en médecine. Elle est laxative, apéritive et surtout utile pour calmer la toux. Elle guérit la toux chronique.

L'infusion se fait à la dose de 80 à 100 grammes par litre d'eau.

La sirop de polypode est un excellent expectorant, il se prépare à parties égales de sucre et de racines.

Pomme de terre

(Solanées, C.) SOLANUM TUBEROSUM.
Parmentière, morelle tubéreuse, patate, etc.

La pomme de terre occupe un des premiers rangs parmi les substances alimentaires. Elle est d'une digestion facile et d'un emploi très salubre.

En médecine, elle n'est guère employée que sous orme de fécule, farine que l'on retire de son suc, pour faire des soupes légères et digestives et des cataplasmes, ou pour saupoudrer les excoriations des enfants et des personnes trop grasses.

Pour le scorbut, quelques rondelles de pommes de terre mangées crues préviennent très bien cette grave maladie ou en font disparaître les premiers symptômes.

La pomme de terre râpée et appliquée comme cataplasme sur les brûlures légères, en calme rapidement la douleur.

Pommier

(Rosacées, L.) PYRUS MALUS.

Les pommes, ainsi que le suc qu'on en exprime (le cidre) jouissent à un haut degré des propriétés nourrissantes, tempérantes, rafraîchissantes, émollientes et légèrement laxatives.

Quand un malade est atteint d'inflammation, surtout du poumon ou des intestins, on lui fait boire de la tisane de pommes reinettes : on les coupe, pour cela, par quartiers et on en fait bouillir deux ou trois dans un litre d'eau avec un peu de réglisse pendant dix minutes.

Le cidre qu'on retire de la pomme peut remplacer le vin dans beaucoup de préparations, par exemple pour le vin d'absinthe, pour le vin de gentiane, etc. (Voir ces mots).

Le cidre constitue une boisson très agréable et fort salutaire, ainsi qu'on peut s'en assurer par la beauté, la force et la vigueur des Normands, des Bretons et des habitants de la Biscaye (Espagne), qui en font leur boisson ordinaire.

L'écorce du pommier en décoction (30 grammes pour un litre d'eau) peut remplacer, dans les fièvres, le sulfate de quinine.

On a remarqué que le cidre naturel préserve es maladies calculeuses (pierre, gravelle, etc.).

Les propriétés de la pomme

La pomme est excellente pour le cerveau, parce qu'elle contient plus d'acide phosphorique sous une forme aisément digérée que les autres fruits. Elle excite l'action du foie, procure un bon sommeil profond, et désinfecte complètement la bouche. De plus, la pomme prévient l'indigestion et a des propriétés reconnues contre les maladies de la gorge

Il est salutaire de manger des pommes au moment de se mettre au lit. Elles ne causeront aucun mal, même aux personnes les plus délicates. A condition, bien entendu, qu'elles soient mûres et juteuses.

Prêle des champs

(Équisétacées, L.) EQUISETUM ARVENSIS.

Queue de cheval, queue de renard, herbe à écurer.

La Prêle est astringente et vulnéraire. Aussi elle est employée avec succès dans les hémorragies, les diarrhées et les crachements de sang.

La décoction se fait avec la plante entière à raison de 30 à 50 grammes pour un litre d'eau.

A l'extérieur on emploie cette décoction pour laver les mauvaises plaies, les ulcères, etc.

L'abbé Kneipp prétend même que c'est une panacée universelle, capable de modifier, par de simples lavages, les lésions cancéreuses et la carie des os. Il la conseille aussi pour purifier l'estomac, une tasse de temps en temps.

Pulmonaire

(Borraginées, L.) PULMONARIA.

Herbe aux poumons, herbe au cœur, herbe au lait

de Notre-Dame, sauge de Jérusalem, pulmonaire des Français, herbe de tac, palmouns, etc.

Les taches d'un blanc livide éparses sur les feuilles de cette plante et que l'on a comparées aux abcès qui affectent le poumon, lui ont fait donner le nom de pulmonaire.

On a prétendu qu'elle guérissait toutes les affections de la poitrine; malheureusement il faut en rabattre, et beaucoup.

Néanmoins, elle rend de grands services dans les maladies de poitrine et les crachements de sang.

On doit aussi admettre qu'elle est pectorale, émolliente et adoucissante.

La dose est de 30 à 35 grammes par litre d'eau en infusion ou décoction.

Raifort sauvage

(Crucifères, L.) RAPHANUS RUSTICANUS.

Moutarde de capucin, grand raifort, ravenelle, raveluque, cranson de Bretagne, cran des Anglais, etc., etc.

Le raifort sauvage est très utile en médecine. On emploie seulement ses racines fraîches en infusion (30 grammes pour un litre d'eau). Il est stimulant et antiscorbutique. Il est aussi très utile dans les scrofules, les catarrhes chroniques et l'asthme humide. C'est l'un des meilleurs diurétiques.

En toute circonstance, la poudre et la racine du raifort peuvent remplacer avantageusement la moutarde.

Raifort cultivé ou Raifort noir

(Crucifères, L.), RAPHANUS NIGER.

Radis noir, gros radis, rémolas, raifort des Parisiens, radis roses, raves, etc.

On emploie seulement la racine. C'est le plus puissant de tous les antiscorbutiques.

Pris avant le repas, il donne de l'appétit et facilite la digestion.

Réglisse

(Papilionacées, L.) GLYCYRRHIZA GLABRA.

Bois doux, racine douce, bois sucre, racine bonne, etc., etc.

La réglisse a des propriétés pectorales et adoucissantes: elle est aussi diurétique et calmante.

Prise avec du chiendent, elle est rafraîchissante et pousse aux urines.

La tisane des hôpitaux (dite bonne à tout) se fait avec de l'orge, du chiendent et de la réglisse.

Reine des prés

(Rosacées, L.) SPIRÆA ULMARIA.

Spirée ulmaire, barbe de chèvre, ormière, grande ormière, herbe aux abeilles, pied de bouc, vignette, grande potentille, etc.

Elle est astringente, tonique et surtout diurétique. Prise en décoction (30 grammes pour un litre d'eau), elle pousse aux urines et guérit l'hydropisie.

On emploie pour cela toute la plante (racines, feuilles, fleurs). En boire trois verres par jour entre les repas.

Renouée des oiseaux

(Polygona, L.) POLYGONUM AVICULARE.

Centinoda, herbe à cent nœuds, herbe de pourceaux, traînasse de cochon, etc.

Elle est vulnéraire et astringente, ses graines, purgatives pour l'homme, sont recherchées avec avidité par les petits oiseaux.

Les diarrhées qui ont résisté à tous les astringents cèdent rapidement à une forte décoction de cette plante. Elle est donc précieuse à ce point de vue. On l'emploie à raison de 60 grammes environ par litre d'eau en décoction.

Rhubarbe

(Polygonées, Don.) RHEUM PALMATICUM.

La racine de rhubarbe est purgative, fortifiante, vermifuge, etc.

COMME PURGATIF : 2 à 3 grammes de poudre de racine de rhubarbe avec un peu de miel. Ce purgatif est très léger, ne cause pas de coliques et ne fatigue ni l'estomac ni les intestins. Très utile dans les maladies de foie.

COMME FORTIFIANT : 25 centigrammes de poudre de racine de rhubarbe dans la première cuillerée de soupe aux deux repas principaux. Elle excite l'appétit et facilite la digestion.

COMME VERMIFUGE : L'employer comme dans le premier cas.

Romarin officinal

(Labiées, L.) ROSMARINUS OFFICINALIS.

Romarin commun, encencier, herbe aux couronnes, rose marine, romarin des troubadours, etc.

Il est très excitant comme la menthe, la mélisse et la sauge.

On l'emploie dans l'asthme, les catarrhes chroniques, les vomissements nerveux; infusion, 15 grammes par litre d'eau.

Pour les entorses et les gonflements de jointures, faire cuire les feuilles de romarin dans du vin et puis appliquer le tout en guise d'emplâtre sur le mal ; renouveler toutes les trois heures.

Opinion des savants : Rocques conseille l'infusion de romarin contre les maladies de l'estomac et le manque d'apétit.

Forestus ordonne la décoction de cette plante comme bain fortifiant pour les enfants faibles.

Rosiers

(Rosacées, L.) ROSA, ROSA GALLICA.

Les boutons de roses sont astringents : 15 grammes par litre d'eau en infusion, pour les écoulements, les flueurs blanches, les diarrhées chroniques, dans les pertes peu abondantes, mais qui durent depuis longtemps.

Elles sont aussi fortifiantes.

Rue fétide

(Rutacées, L.) RUTA GRAVEOLENS.

Rue domestique, herbe de grâce, ruda, ronda, péganion, rue des jardins, etc.

La rue étant un poison, nous conseillons vivement à nos lecteurs de ne l'employer que dans les trois cas suivants :

1° En lavement comme purgatif, infusion 40 grammes par litre d'eau.

2° Pour détruire les poux et autres vermines ; infusion 40 grammes par litre d'eau.

3° Les feuilles semées dans les greniers chassent les rats.

C'est à faux que l'on prétend faire avorter avec rue ; elle tue la mère avant de tuer l'enfant.

Sabine

(Juniperacées, L.) JUNIPERUS SABINA
Genévrier sabine, savinier, mélèze sabine, etc.

C'est un poison dangereux. Par erreur, dans certaines régions, on prétend que cette plante est abortive; nous prévenons nos aimables lectrices qu'elle tue l'enfant et la mère.

La décoction de sabine est très bonne, employée en lotion, contre la gale, les ulcères putrides, fougueux, gangreneux et les affections vermineuses.

Salsepareille

(Smilacées, L.) SALSAPARILLA ou SMILAX SPERA.

La racine seule est employée. Elle nous vient du Brésil et du Mexique; néanmoins, celle que l'on trouve dans le Midi est également bonne quoique moins forte.

On doit la préparer en décoction et faire bouillir jusqu'à réduction de moitié (70 grammes par litre d'eau). C'est un dépuratif très recommandé pour tous les vices du sang et surtout dans la syphilis. (Voir *Vices du sang*.)

Sapin

Voir *Pin et Sapin*.

Saponaire officinale

(Carriophyllées, L.) SAPONARIA OFFICINAL S.

Savonnière, herbe à foulon, herbe au savon, savon de fossé, saponnière, savonnaire, etc.

En décoction très forte (100 grammes de toute la plante pour un litre d'eau) elle sert pour détacher les vêtements et presser les étoffes, c'est pour cela qu'elle est appelée herbe à foulon.

Cette même décoction est dépurative; elle for
tifie, relève l'appétit, facilite la fonte des engorgements et augmente la quantité des urines.

La jaunisse est guérie en 6 à 8 jours en buvant
un litre par jour de saponaire. Laisser infuser
10 minutes 60 grammes de toute la plante dans un
litre d'eau bouillante. Boire aussi un litre de limonade par jour.

Opinion des savants : Bossu employait la saponaire dans les maladies du foie et de la rate.

Bergius et Alibert prétendent que la saponaire a
la propriété de guérir la syphilis sans le recours
d'aucun autre remède.

Bourgeois la conseille dans l'hystérie.

Gerylde l'ordonne dans les maladies de langueur.

Sauge officinale

Labiées, L.) SALVIA OFFICINALIS.

*Sage, salle, herbe sacrée, thé sacré, sauge franche,
thé de la Grèce, thé de sals, thé de France, sauge
des prés*, etc.

La décoction de sauge (60 grammes pour un
litre d'eau) prise à l'intérieur jouit des propriétés
analogues à celles de la menthe : elle excite de la
chaleur à l'estomac, facilite la digestion, fait circuler le sang plus vite, en un mot elle augmente
l'énergie de toutes les fonctions du corps. Prise en
guise de thé après le repas, elle facilite la digestion et ranime l'action de l'estomac (40 grammes
par litre d'eau).

A l'extérieur, la décoction de sauge (100 grammes
pour un litre d'eau) guérit toutes les maladies de
peau : dartres, eczémas, boutons, démangeaisons,
rogne, teigne. pelade. etc. (Voir *Cheveux*.

Les Chinois et les Japonais préfèrent la sauge au thé.

Infusée dans du vin blanc, elle lui donne un goût de muscat et le rend plus enivrant.

Opinions des savants : Cazin assure que l'infusion des feuilles de sauge lui a toujours réussi pour diminuer les sueurs nocturnes. Il dit aussi l'avoir employée avec succès pour faire disparaître la diarrhée des enfants à la mamelle. Trousseaux et Pidoux affirment avoir vu plusieurs fois les ulcères des jambes se fermer, se couvrir d'un tissu cutané nouveau, par l'application de compresses imbibées dans du vin cuit avec des feuilles de sauge et du miel.

Sauge des prés

(Labiées, L.) SALVIA PRATENSIS.

Ses propriétés sont les mêmes que la précédente, mais il faut avoir soin d'augmenter un peu la dose.

Semen-Contra

Le semen-contra est le produit des capitules des armoises cultivées en Judée, en Perse et dans le Turkestan.

C'est un vermifuge employé pour les enfants.

La santonine, qu'on retire du semen-contra, est actuellement très employée comme vermifuge.

Les fleurs des absinthes et armoises peuvent au besoin remplacer le semen-contra ; c'est le semen-contra indigène.

(Voir *Vers des enfants*.)

Seneçon vulgaire

(Composées, L.) SENECIO VULGARIS.
Seneçon, herbe aux charpentiers, etc.

Le seneçon, dont les petits oiseaux sont si friands,. était très employé jadis contre les engorgements des seins, les hémorroïdes et la goutte. Aujourd'hui il est remplacé par les feuilles de bouillon blanc.

La vraie propriété du seneçon est de guérir les fièvres. (Voir ce mot.)

Serpolet

(Labiées, L.) THYMUS SERPYLUM.

Thym sauvage, poleur, poulieu, pouliet, poliei, pilolet, serpoulet.

La poudre de serpolet introduite dans le nez, arrête les hémorragies nasales.

En bains, il est très utile dans les maladies de la peau et dans l'épuisement du sang causé par des plaisirs énervants.

Son infusion (15 grammes par litre d'eau) est excitante et fortifiante (voir *Maux d'estomac*). Un verre avant le repas donne de l'appétit, un verre après le repas facilite la digestion et fait disparaître les vents.

Sureau

(Caprifoliacées, 1. SAMBUCUS NIGRA.

Seü, saoü, seur, seuillet, sognon, suin, hautbois, sambuc.

Les fleurs du sureau fraîches sont légèrement purgatives; quand elles sont sèches elles perdent cette propriété et deviennent simplement sudorifiques.

L'infusion de fleurs de sureau (10 grammes par litre d'eau) provoque des sueurs abondantes; un grand verre pris le soir en se mettant au lit soulage le rhum et la toux.

Ces mêmes fleurs, fermentées dans du vin, lui donnent le parfum du frontignan.

La deuxième écorce du sureau est purgative.

Tabac.

(Solanées, L.) NICOTIANA TABACUM.

Nicotane, herbe à la reine, petum, herbe à tous les maux.

Le tabac est un poison. Il agit sur tout le système nerveux, il prédispose aux congestions cérébrales, fait perdre la mémoire et la vivacité de l'imagination, fait cracher en abondance, ce qui irrite l'estomac, donne une mauvaise haleine et amortit le goût et l'odorat.

Faut-il interdire la prise, la chique, le cigare, la cigarrette, la pipe, etc.

Les grands savants ne sont pas d'accord à ce sujet; les uns disent : oui, il faut absolument défendre l'usage du tabac; les autres prétendent que non.

La vérité, à mon humble avis, est que l'usage modéré du tabac, sous les différentes formes qu'il est employé actuellement (prise, chique, cigarette, cigare, pipe, etc.), ne doit pas être défendu; l'abus seul est condamnable.

Pour moi, l'usage modéré du tabac répond à un besoin impérieux de notre nature ; il nous procure des sensations agréables; il éloigne, par la sensation qu'il procure, les idées noires qui nous assiègent sans cesse, il rend la vie plus gaie, plus agréable ; c'est le complément indispensable d'un

bon repas, comme aussi la consolation du malheureux qui est obligé de se contenter d'un morceau
de pain et d'un verre d'eau.

Aux prêcheurs de fausse morale, je dirai que,
pendant ma longue carrière, j'ai vu des milliers de
malheureux supporter plutôt la privation du pain
que celle du tabac. Dans mes longs voyages, j'ai
constaté que partout les hommes fument, prisent
ou mâchent du tabac; sur toutes les parties du
globe, à toutes les latitudes, sous l'influence de
tous les climats, dans tous les degrés de la civili-
sation, dans toutes les conditions de la vie sociale.

Conclusion : usez modérément du tabac; mais
gardez-vous bien d'en abuser.

La cigarette.

Il a été reconnu et constaté que pour les jeunes
garçons, c'est une aussi mauvaise habitude de
fumer la cigarette que pour les adultes de fumer de
l'opium.

La tabac stimule d'abord les nerfs, puis les stupéfie. Le tabac rend les jeunes gens poitrinaires,
il leur hypertrophie le cœur, il les rend fous. Que
d'enfants charmants et bien portants sont devenus
ainsi malades et inintelligents ! La cigarette
pire que la pipe ou le cigare. Si cette habitude
persiste, le système nerveux s'affecte, l'action au
cœur s'affaiblit, et la circulation du sang diminue.
En dehors de la qualité inférieure du tabac dont
sont faites les cigarettes, la manière de les fumer
est très préjudiciable. La fumée, qu'elle so   inhalée ou renvoyée par les narines, amène la sécheresse
de la membrane qui tapisse la bouche, le larynx
s'affait   la voix perd de sa douceur et de sa

clarté. Rien ne nuit plus aux organes vocaux d'un jeune garçon que l'habitude de fumer la cigarette.

Tanaisie.

Synanthérées, L.) TANACETUM VULGARE.
Herbe aux vers, barbatine, herbe Saint-Marc, alhanose, herbe amère, tanacée, menthe coq, balsamite amère, etc.

Ses feuilles et ses fleurs, ainsi que ses semences, sont toniques, stimulantes, stomachiques, vermifuges et sudorifiques (voir ces mots); infusion 25 grammes par litre d'eau.

Répandue entre les matelas, elle chasse les puces et les punaises. Etendue comme litière dans les niches des chiens, elle les délivre de leurs puces.

Les feuilles de tanaisie cuites dans de l'eau, de .a bière, du vin et appliquées en cataplasme sur le ventre, agissent énergiquement comme vermifuge.

Thym.

(Labiées L.) THYMUS VULGARIS.
Thym commun, farigoule.
Les propriétés du thym sont les mêmes que celles du serpolet, de la lavande et de la mélisse (voir ces mots).

Tilleul.

(Tilliacées.) TILIA EUROPEA.
L'infusion des fleurs de tilleul est très utile dans la migraine, les vertiges, les lourdeurs de tête, les mauvaises digestions et les agacements nerveux.
Dose : 25 à 30 grammes pour un litre d'eau.
Les bains de fleurs de tilleul sont aussi très utiles

pour les convulsions des petits enfants. Les employer tièdes et souvent répétés.

Les fleurs de tilleul doivent être ramassées par un beau temps et séchées à l'ombre ; sans cela elles perdent toutes leurs propriétés.

Opinion des savants : Cazin dit avoir vu cesser une diarrhée chronique qui avait résistée à diverses médications par le seul usage de la décoction de tilleul employée en lavement plusieurs fois par jour.

Valériane.

(Valériane, L.) VALÉRIANA OFFICINALIS.

Herbe aux chats, valériane sauvage, herbe Saint-Georges, etc.

La poudre de racine de valériane (2 à 5 grammes) mélangée avec un peu de miel, est très employée dans l'épilepsie, les spasmes d'estomac, les convulsions des enfants.

Elle guérit la polydipsie, maladie qui consiste dans une soif excessive et des urines très abondantes sans être sucrées, ce qui la distingue du diabète.

La valériane attire les chats qui se vautrent dessus, l'arrosent de leur urine, son odeur semble les enivrer et les charmer.

Opinion des savants : Scopoli, Gilibert, Chomel, Sauvage assurent avoir guéri plusieurs épileptiques en leur administrant de la racine de valériane.

VÉLAR

(Crucifères, L.) HERISYMUM, SISYMBRUM OFFICINALE.

Herbes aux chantres, torlelle, sinapis, moutarde des haies, vélar alliaire, sisymbre alliaire, etc.

Ce sont les feuilles que l'on emploie ; elles sont stimulantes et expectorantes. Grand succès dans le catarrhe chronique du poumon et surtout dans l'enrouement et dans les extinctions de voix qui surviennent après des fatigues excessives du larynx, chez les chanteurs, les orateurs et tous ceux qui sont obligés de parler beaucoup.

Infusion de 50 à 60 grammes par litre d'eau ; boire tiède toutes les fois que la fièvre se fait sentir jusqu'à la guérison. Ajouter un peu de miel au lieu de sucre.

MM. les orateurs, les chanteurs, etc., n'oubliez pas cette recette ; à certains moments elle vous rendra de très grands services.

VERVEINE

(Verbénacées, L.) VERBENA OFFICINALES

Herbe sacrée, verveine commune, herbe à tous les maux, guérit-tout, herbe du foie, herbe du sang, herbe aux sorcières, etc.

Du temps des Gaulois, les prêtres druides lavaient leurs autels avant le sacrifice avec de l'infusion de fleurs de verveine (herbe sacrée) ; c'est pour cela qu'on lui attribue encore une infinité de propriétés qu'elle n'a pas.

Néanmoins, il est certain que fraîche et pilée avec du vinaigre, ou sèche et cuite avec du vinaigre et appliquée sur un point de côté ou sur une entorse, elle en facilite beaucoup la guérison.

Elle est aussi un peu amère, aromatique et astringente.

VIGNE

(Vitacées, L.) VITIS, VITIS VINIFERRA.

L'action du vin sur l'homme

Le vin est à la fois un aliment, un excitant, un tonique.

Il présente une grande valeur nutritive, il constitue un précieux auxiliaire à l'alimentation, à condition toutefois d'être pris à dose modérée. Les excès répétés produisent l'alcoolisme. La femme boira peu de vin. Il doit être rejeté de l'alimentation de l'enfant. Mais il convient à l'adulte et au vieillard.

Le vin blanc naturel est diurétique et convient aux estomacs faibles, car il se digère plus facilement que le vin rouge.

Les propriétés du raisin

En la saison où le raisin abonde, veut-on savoir les curieuses applications qu'on peut faire de son jus et des différentes parties du cep, ainsi que les qualités de cet excellent fruit ?

Le raisin absolument mûr convient aux personnes atteintes d'inflammation, comme la gastrite, etc., etc.; de plus, le moût est un laxatif.

Les pépins triturés jouissent d'une réputation populaire contre la dysenterie et les vomissements de sang. Les cendres du cep sont diurétiques. On obtient un remède radical contre les hémorragies rebelles avec les feuilles de vigne séchées à l'ombre et réduites en poudre. Des jeunes sarments s'écoule un suc bon pour guérir l'inflammation des yeux. Le raisin sec, excellent pectoral, est d'une grande utilité dans les affections de poitrine.

Le vin rouge constitue un fortifiant précieux et le blanc un apéritif tonique. Enfin, le vinaigre produit par la fermentation du vin s'administre intérieurement en petites doses comme rafraîchissant, et extérieurement pour bains de pieds, brûlures légères et gargarismes dans les maux de gorge.

Que de choses utiles nous a donc léguées Noé, lorsqu'il eut l'heureuse idée de cultiver la première vigne !

VIOLETTE ODORANTE

(Violacées, T.) VIOLA ODORATA.

Violette de Mars, violette odorante, violette de carême.

L'infusion des fleurs de violette constitue un remède populaire contre les affections de la poitrine ; elle est béchique, émolliente et légèrement laxative.

La racine de violette est vomitive et peut très bien remplacer l'ipéca.

On extrait de la violette un parfum très agréable que l'on emploie pour le linge et l'eau de toilette.

VIPÉRINE

(Borraginées, L.) ECHIUM VULGARE.
Herbe aux vipères, langue d'oie.
Comme par ses taches elle ressemble à la vipère, on croyait jadis qu'elle en guérissait les morsures ; c'est à tort. (Voir *Morsures de vipères.*)

La vipérine peut, au besoin, remplacer la bourrache (voir ce mot), quoique moins efficace.

Son infusion (40 grammes de fleurs pour un litre d'eau) peut aussi être employée comme diurétique et adoucissante.

AVIS TRÈS IMPORTANT

Beaucoup de nos bons Clients de Paris, de Province et même de l'Étranger, nous demandent chaque jour si nous pouvons leur fournir les herbes indiquées dans notre volume.

Nous sommes heureux de leur annoncer que, pour répondre à leur désir, nous venons de créer une grande Herboristerie à côté de notre Clinique.

Ainsi nous pouvons maintenant fournir à nos Clients du Monde entier tout ce qu'ils voudront bien nous demander en fait d'herboristerie.

Néanmoins, comme le soleil luit pour tout le monde, nous prions les personnes qui ont besoin de plantes de s'adresser d'abord à leur pharmacien habituel et de n'avoir recours à nous que quand ce dernier ne peut pas les fournir.

Inutile d'ajouter que tous nos produits sont de première qualité et à des prix exceptionnels de bon marché.

Voyez d'ailleurs, ci-après, notre Tarif général.

NOTA

1° Nous ne livrons pas à moins d'une boîte de chaque plante, car, pour être bien soignées et conserver toutes leurs propriétés, nous les faisons récolter au moment voulu, sécher à l'ombre par un procédé spécial et nous les mettons dans des boîtes hermétiquement fermées ;

2° A titre absolument humanitaire, nous ne prélevons aucun bénéfice sur la vente de nos boîtes d'herbes ; nous nous contentons de couvrir nos frais. Il est possible d'avoir à meilleur marché des herbes mal soignées ; mais aussi efficaces et de qualité supérieure aux nôtres, jamais !

3° Les demandes à expédier par colis postal doivent être accompagnées, en plus du montant du prix dans notre Herboristerie du prix de transport établi comme il suit :

1° Les colis ne dépassant pas 3 kilos, prix du transport payé d'avance ; en gare : 0 fr. 60 ; à domicile, 1 fr. 05 ;

3° Les colis de 5 à 10 kilos, prix du transport payé d'avance : en gare, 1 fr. 25 ; à domicile, 1 fr. 50.

Les colis postaux expédiés contre remboursement sont taxés, en outre, d'un droit de 0 fr. 60 pour les colis de 3 kilos, pour frais de retour d'argent.

4° Pour les produits, adresser lettres et mandats à M. L. PEYRONNET, 32, RUE CRÉMIEUX, A PARIS.
Téléphone 928-49.

TARIF DE NOS PLANTES

Le Prix indiqué ci-dessous est celui de la boîte de plantes (nous n'en livrons pas à moins) pris dans notre Herboristerie.

Pour les recevoir franco par la poste, ajouter 0 fr. 20 cent. pour chaque boîte ; pour les colis postaux, voir ci-dessus.

Sur l'étiquette de chaque boîte, nous indiquons le poids des plantes et la manière de les préparer et do les employer.

A

Absinthe mondée..	»	40
Aigremoine, feuilles mondées..........	»	70
Angélique, racines.	»	60
Anis vert	»	60
Anis étoilé (badiane)............	1	»
Armoise, feuilles mondées.........	»	50
Arnica, fleurs	»	70
Asperges, racines..	»	60

B

Bardane, racines..	»	60
Baies de Genièvre.	»	30
Bouillon blanc, feuilles	»	60
Bourgeons de Sapin	»	60
Bourrache, fleurs.	1	10
Bourse a Pasteur.	»	70

C

Camomille..........	1	»
Centaurée..........	»	75
Chêne, écorce coupée.............	»	20
Chiendent..........	»	25
Coquelicot........	1	10

D

Douce-Amère.......	»	30

E

Erysimum..........	»	50
Eucalyptus........	»	40
Espèces antilaiteuses...........	»	90

F

Fenouil	»	75
Follicules de Séné	»	80
Frêne, feuilles.....	»	50
Fumeterre	»	50

G

Gentiane en poudre	»	70
Gentiane coupée..	»	25
Grenadier, écorce de racine........	»	80
Groseillier noir (cassis) feuilles ..	»	70
Guimauve, racine coupée...........	»	60
Guimauve, fleurs...	1	10

H

Houblon extra.....	»	60
Hysope mondée....	»	60

L

Lavande, fleurs mondées.........	»	40
Lichen d'Islande...	»	50
Lierre terrestre..	»	60

M

Marrube blanc....	»	80
Mauve, feuilles.....	»	50
Mauve, fleurs......	1	10
Mélilot	»	70
Mélisse	»	75
Menthe poivrée....	»	75

MILLEPERTUIS......	» 80
MILLE-FEUILLES	» 80

N

NOYER, feuilles.....	» 30

O

ORANGER, fleurs.....	1 80
ORANGER, feuilles ..	» 50
ORANGER, écorces amères	» 40
ORTIES blanches.....	2 »

P

PARIÉTAIRE	» 60
PATIENCE, racines..	» 50
PENSÉE sauvage, sommités fleuries	» 70
PENSÉE sauvage, fleurs............	1 15
PLANTAIN	» 50
PULMONAIRE........	» 40

Q

QUATRE-FLEURS....	» 90
QUEUES DE CERISES,	» 50

R

REINE DES PRÉS....	» 60

RHUBARBE, poudre extra	1 25
RONCES, feuilles....	»
ROSES DE PROVINS..	2 »

S

SALSEPAREILLE, fendue et coupée....	» 70
SAPIN, bourgeons..	» 60
SAPONAIRE.........	» 40
SAUGE	» 70
SEMEN-CONTRA, en poudre...........	» 70
SERPOLET..........	» 70
SUREAU, fleurs.....	1 »

T

TANAISIE..........	» 80
TILLEUL, fleurs extra	» 80
THYM, mondé.......	» 40

V

VALÉRIANE, racine..	» 40
VIGNE ROUGE.......	» 70
VIOLETTE	1 10
VULNÉRAIRE, espèces	» 35
VERVEINE, citronnelle............	1 »

TROISIÈME PARTIE

MALADIES & REMÈDES

AVIS. — Nous prions nos lecteurs qui veulent se renseigner sur une maladie de voir la Table des matières et de lire attentivement toutes les pages qui leur sont indiquées après le nom de la maladie.

Exemple : Vous êtes atteint de la maladie B...; à la Table des matières vous voyez B... 3, 15, 40, 80; cela signifie qu'il est question de cette maladie aux pages 3, 15, 40 et 80 et que, pour être complètement renseigné, vous devez voir ces quatre pages.

Pour chaque maladie, nous donnons d'abord le traitement ordinaire que l'on peut suivre en se servant des plantes que l'on a sous la main ou que l'on peut se procurer chez MM. les pharmaciens et herboristes. Nous ajoutons ensuite *notre traitement spécial*, c'est-à-dire que, quand le malade ne veut pas se déranger pour acheter les herbes indiquées, nous les lui fournissons en boîtes ou même préparées.

Toutes nos tisanes sont vendues en nature, c'est à-dire que nous envoyons les plantes sèches mélangées dans les proportions voulues avec les instructions nécessaires pour que nos clients puissent préparer eux-mêmes leurs tisanes, leurs infusions, leurs décoctions, etc.

Ainsi ils sont certains de ne pas se traiter avec de l'eau trouble, mais avec des herbes, et ils peuvent préparer chaque jour la quantité de tisane ordonnée, afin de l'avoir toujours fraiche et possédant toutes les qualités nécessaires pour combattre le mal.

C'est ce qui, sans flatterie aucune, explique l'immense succès de notre traitement, dans tous les cas et partout.

Chez nous, pas de flacons, pas d'alambics, pas de bocaux ; c'est la Nature qui a repris ses droits ; ce sont des herbes que l'on vous donne ; elles sont visibles, elles sont palpables.

Tout notre mérite consiste à vous donner les plantes qui ont pour mission providentielle de guérir votre maladie.

Si, après avoir lu attentivement ce petit livre, il vous restait le moindre doute sur votre cas, écrivez-nous longuement ; nous serons heureux de vous renseigner, et cela à titre absolument gracieux.

AVIS TRES IMPORTANT

Tous nos produits étant d'une efficacité absolument certaine, de nombreuses imitations et contrefaçons existent déjà. Nous prions donc les personnes soucieuses de leur santé de bien vérifier notre marque avant d'acheter, car les produits de nos imitateurs et contrefacteurs sont toujours nuls comme efficacité et même souvent dangereux.

Abcès, Anthrax

Collection du pus développé dans les tissus et résultant d'une inflammation locale. Cette affection se manifeste par de la douleur, de la chaleur et de la fièvre au point malade.

Traitement. — Cataplasmes de pain et de lait ou de lin, de morelle noire écrasée, d'oignon cuit sous la cendre et réduit en pommade que l'on applique bien chaud et que l'on renouvelle toutes les heures. (Voir aussi *Panaris*.)

Prendre un dépuratif, si malgré cela le mal persiste, faire ouvrir l'abcès à l'aide du bistouri afin d'éviter des complications.

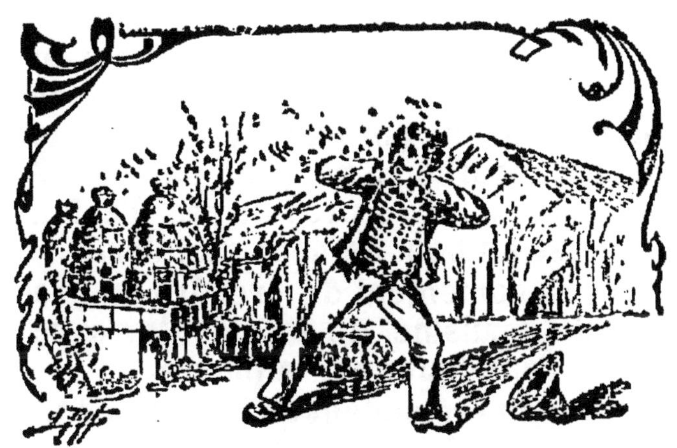

Abeilles (piqûres d'), Vipères (morsures des)

(PIQURES ET MORSURES DES VIPÈRES, ABEILLES, FRELONS, TAONS, MOUCHES CHARBONNEUSES, ARAIGNÉES, ETC.

Les piqûres que font es abeilles avec le dard qu'elles ont à la queue et qui inocule un venin assez irritant, peuvent devenir fort gênantes et même mortelles.

La vipère fait une double piqûre par percussion, en implantant dans les tissus les deux crochets à venin de sa mâchoire supérieure. Ces deux dents, très développées, sont percées d'une extrémité à l'autre d'un fin canal qui communique avec les glandes à venin. Ces crochets sont mobiles et se redressent au moment où le reptile exécute son agression.

TRAITEMENT. — Pour les piqûres venimeuse en général, commencer par extraire de la plaie le dard, aiguillon ou crochet, en tordant la peau qu'on saisit dans toute son épaisseur et d'où l'on fait jaillir l'aiguillon ou dard comme un noyau de cerise pressé entre deux doigts. Puis pratiquer une forte succion, si possible.

Employer ensuite l'une des recettes suivantes : couper une tête de poreau (ou poireau) en deux, frotter vivement sur la partie piquée pendant une minute. L'acide du poireau décompose le venin qui ainsi est absorbé et ne peut pas se mélanger au sang. Ainsi il ne se produit pas d'enflure et la douleur cesse au bout de deux minutes.

D'autres se contentent de prendre un gros morceau de sel de cuisine, de le mouiller avec de la salive et de l'appliquer sur la piqûre.

D'autres enfin prétendent qu'il vaut mieux verser une poignée de sel de cuisine dans une très petite quantité d'eau, de façon à obtenir une bouillie que l'on fait fondre et que l'on applique, le plus vite possible, sur la piqûre.

Si c'est dans la bouche que l'on a été piqué, on se gargarise avec de l'eau fortement salée. En peu de temps, le gonflement diminue et tout danger cesse, la guérison est radicale en quelques heures.

Nos ancêtres employaient avec beaucoup de succès, soit les feuilles de bardane, soit les feuilles de grand plantain, avec ces feuilles vertes ils frottaient vivement sur la piqûre, en cinq minutes la guérison était complète. Malheureusement on a oublié la légende qui raconte : les feuilles de plantain et de bardane sortent de la terre au même moment que les vipères et insectes dangereux ; le crapaud se battant en duel avec la vipère recommencent leur combat après s'être frottés sur les feuilles de plantin ou de bardane.

Encore à l'heure actuelle, dans certaines régions, on se sert uniquement d'une tête d'ail ou d'oignon pour frotter sur la piqûre et la guérir.

(Voir la table des matières *Calme-douleurs.*)

Quand l'enflure est déjà produite, c'est-à-dire quand le venin est mélangé au sang, voici ce que l'on doit faire, aussi bien pour les personnes que pour les animaux :

Dans deux litres d'eau, faire bouillir deux grosses poignées de la deuxième écorce de frêne jusqu'à réduction de moitié, passer la tisane, en donner un demi-litre à boire à la personne ou à l'animal mordu et se servir de l'autre demi-litre pour laver légèrement, mais sans discontinuer, la partie qui est enflée et la plaie. Dans moins de deux heures, la guérison est radicale.

Dans quelques régions de la France où ce remède est ignoré, on se sert d'un gros morceau de saindoux pour frictionner la partie enflée et la plaie; puis, après cinq minutes on frictionne vivement pendant au moins trente minutes avec deux grosses poignées de ronce. Ce remède est aussi très bon.

Age critique

L'âge critique ou retour d'âge est la suppression naturelle des règles qui se produit vers 45 ans ; mais cette date peut varier, suivant les climats et mille autres circonstances.

Les femmes redoutent, en général, cette période de leur existence, parce que pour beaucoup d'elles, c'est le point de départ de maladies très graves. On ne saurait donc trop recommander aux personnes qui approchent de cet âge de bien surveiller leur santé.

Néanmoins il ne faut rien exagérer : les femmes qui mènent une vie régulière, qui évitent les émotions vives, la constipation; surtout celles qu sont saines traversent cette période sans aucun accident.

TRAITEMENT ORDINAIRE. — Quand elles comprennent que le moment approche, elle doivent éviter les fatigues excessives, prendre de légers purgatifs, des tisanes de sauge, de menthe, de tilleul, de feuilles d'oranger, etc.

Si les pertes sont trop abondantes, voir *Pertes et Flueurs*, à la table des matières.

TRAITEMENT SPÉCIAL. — Nous conseillons vivement l'usage du *Thé des Chartreux*, une fois par semaine, après le repas du soir. Voir pour cela l'Instruction qui accompagne la botte.

Après chaque repas, pendant aussi longtemps qu'on le jugera à propos, boire une tasse de *Thé Peyronnel*.

Prix de chaque botte, avec Instruction, 2 fr. 50 ; ranco 2 fr. 75.

Aigreurs d'estomac

Elles provient d'un mauvais état de l'estomac ou d'une fatigue de cet organe.

TRAITEMENT. — Voyez *Estomac*.

Albuminurie

Présence anormale de l'albumine dans les urines, ce que l'on reconnaît à ce que l'urine chauffée à l'ébullition se coagule, en donnant un dépôt floconneux, qui ne se redissout pas dans le vinaigre. Souvent occasionnée par le froid et accompagnant les maladies qu'il amène : rhumes, fluxions de poitrine, etc., ou suite de certaines maladies comme l'érysipèle, la scarlatine, etc., l'albuminurie ne doit pas effrayer ; il suffit de consulter son médecin et de suivre le traitement qu'il ordonnera.

Traitement ordinaire. — Dans le cas où il serait impossible de voir un médecin, prendre la tisane diurétique : racines d'asperges, queues de cerises, chiendent, etc. Voici une formule qui a souvent donné de très bons résultats :

Fleurs de genêt...	10	grammes
Gratteron	25	—
Herniaire	25	—
Queues de cerises.	25	—
Bois de réglisse...	Un morceau	

Pour deux litres d'eau faire bouillir 5 à 6 minutes, retirer du feu, couvrir, passer quand elle est froide et boire un litre par jour jusqu'à guérison.

Eviter tout ce qui est excitant, stimulant ou irritant.

L'eau pure ordinaire est la seule boisson permise ; on peut néanmoins la rougir avec un peu de bon vin.

Eviter la chaleur, le froid, l'humidité et les émotions morales.

Traitement spécial. — Demander deux boîtes de nos plantes diurétiques et suivre les conseils du prospectus qui les accompagne.

Prix de chaque boîte : 2 fr. 50 ; franco 2 fr. 75 ; les deux 5 francs, mandat ou timbres. L. Peyronnet, 32, rue Crémieux, à Paris.

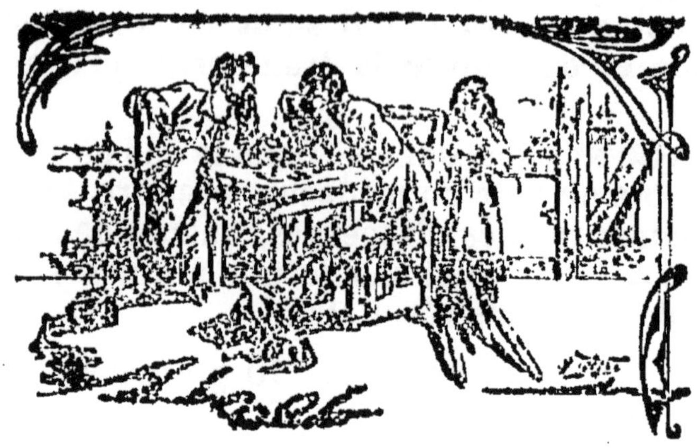

Alcoolisme

L'alcool, voilà l'ennemi !

L'alcool fait plus de victimes que toutes les épidémies réunies, il ruine les familles et nous prépare des générations d'enfants rachitiques et scrofuleux. Il est le principal pourvoyeur des asiles d'aliénés, des hôpitaux, des prisons. Il n'étanche pas la soif, il la donne; il ne réchauffe pas, il ne nourrit pas, il ne fortifie pas, il tue. *Guerre à l'alcool.*

Voici une instructive statistique sur les effets de l'alcool :

Sur cent détenus pour assassinat, combien compte-t-on d'alcooliques ? Réponse : Cinquante-trois.

Sur cent condamnés pour viol, outrage public à la pudeur, combien compte-t-on d'alcooliques ? Cinquante-trois.

Sur cent détenus pour incendie volontaire, combien compte-t-on d'alcooliques ? Cinquante-sept.

Sur cent condamné pour mendicité, vagabondages, combien compte-t-on d'alcooliques Soixante-dix.

Sur cent condamnés pour coups et blessures, violences, brutalités ? Quatre-ving-dix.

« Ces chiffres ont été fournis par les greffiers de plusieurs prisons.

Belle pensée de Lamennais. — Savez-vousce que boit cet homme, dans ce verre qui vacille en sa main tremblante d'ivresse ? — Il boit les larmes, le sang, la vie de sa femme et de ses enfants.

Ivresse. — L'ivresse est une dégradation morale qui ravale l'homme au-dessous de la bête ; celui qui boit avec excès, et qui se met dans cet état, s'expose au mépris public ; il pert l'estime et la confiance des honnêtes gens. Honte à celui qui s'avilit de la sorte ; la société le repousse et la maladie lui tend les bras.

Il peut arriver néanmoins par extraordinaire, quand on se trouve à quelque repas copieux, où quelques verres de bière sont bus pendant la digestion, que l'homme sobre soit surpris par la boisson et tombe dans cet état malheureux.

Pour y remédier, il faut vomir immédiatement en mettant les doigts au gosier et prendre ensuite un bol de thé ou de camomille. Si cela ne suffit pas, il faut boire un verre d'eau sucrée dans laquelle on verse 8 à 10 gouttes d'amoniaque liquide, ou mieux encore une cuillerée à café d'eau sédative très forte

On est soulagé ordinairement en quelques minutes en buvant un grand verre de café très fort non sucré, mais au contraire salé.

Ivrognerie chronique. — L'ivrognerie chronique amène les plus tristes résultats dans l'organisme. L'alcool absorbé journellement et en trop grande quantité altère pour ainsi dire tous les organes : l'estomac digère mal, il y   des pituites le matin, le foie devient malade, les mains tremblent, l'intelligence diminue, le caractère s'aigrit et devient violent. L'ivrogne a le visage couperosé et le nez d'un rouge caractéristique. Il peut être pris de *delirium tremens*, espèce de manie aiguë durant laquelle le malade, fou furieux très violent, ayant aux mains et aux pieds un tremblement très accusé et caractéristique, a des hallucinations terrifiantes.

Il voit des animaux noirs, des rats qui veulent le mordre, etc., il est couvert de sueur.

A la longue, le malade plongé dans un abrutissement complet, finit par être dément. Les moindres plaies, les inflammations les plus bénignes deviennent graves chez l'ivrogne et tournent facilement à la gangrène.

La progression alcoolique. — Pour dégouter les alcooliques et les candidats à l'alcoolisme de leur funeste entraînement, M. Joseph de Pietra Santa dans le *Journal d'Hygiène*, rappelant le compétent avis de sir W. Richardson, fait un saisissant tableau résumé de l'action désastreuse que l'alcool de mauvaise qualité exerce sur le système nerveux. Affaissement physique d'abord, altération morale ensuite. Tel est le résultat inévitable.

Voici les quatre périodes de l'ivrognerie.

1° *Excitation*. — Le sang afflue de façon anormale à travers les vaisseaux capillaires : les nerfs moteurs sont comme paralysés et n'offrent plus qu'un frein insuffisant. On se trouve sous l'influence d'une hilarité particulière : le corps n'est pas encore touché, mais l'esprit est moins actif. On est comme abasourdi, et l'hébétement commence.

2° *Débilité musculaire*. — L'alcool est pris en

plus grande quantité ; le système nerveux commence à s'affecter sérieusement : les lèvres inférieures s'affaissent, la langue s'empâte, les extrémités inférieures sont moins stables, les mains sont moins solides. Les muscles de la face prennent un stigmate caractéristique analogue aux premiers symptômes de l'idiotisme.

3° *Débilité mentale*. — Le cerveau est à son tour rappé : le chaos commence à se faire dans la cervelle, les idées deviennent moins nettes et se troublent, la langue ne répond plus à la volonté et ne peut plus exprimer la pensée. L'intelligence s'atrophie, les habitudes que nous tenons de l'éducation s'émoussent et disparaissent, les instincts animaux se réveillent :

4° *Inconscience*. — Les sensations disparaissent, l'excitation particulière que le cerveau reçoit des nerfs n'existe plus, les cordons cérébraux sont sous la complète domination narcotique de l'alcool ; tout l'organisme est comme suspendu : on est ivremort.

Avis à ceux qui croient selon les aimables refrains des chansons bachiques, « qu'une nuit d'orgie pour eux n'est qu'un jeu ». Très mauvais jeu !

Ampoules

A la suite de frottement réitéré sur une certaine étendue de la peau, l'épiderme se soulève et il se forme une cloche de liquide. Ne pas enlever la peau. Se contenter de percer avec une aiguille à l'aide de laquelle on passe un morceau de fil de soie ou de coton qu'on laisse jusqu'à complète guérison. Laver de temps à autre avec de l'eau légèrement salée.

Anémie

L'anémie est une maladie dans laquelle la masse du sang tend à diminuer ou à se décolorer; aussi dit-on vulgairement que les personnes atteintes de cette maladie sont *pauvres de sang.*

Le sujet est pâle, languissant, sans énergie morale; il souffre fréquemment de la tête et de la fièvrre.

Traitement ordinaire. — Le traitement qui réussit le mieux dans ce cas est le suivant : se laver à l'eau froide salée, tous les matins, et s'es suyer ensuite fortement jusqu'à faire rougir la peau, prendre trois fois par jour, avant chaque repas, un petit verre de *Liqueur divine* (prix 1 fr. 50 la boîte pour deux litres, franco 1 fr. 75), manger de bons potages faits avec du filet de bœuf, de vieilles volailles ou encore du mouton, boire du vin généreux avec le bouillon de la soupe, si l'on peut le supporter; dans le cas contraire, on mêlera de l'eau ferrée avec le vin (cette eau ferrée se prépare en mettant de vieux clous rouillés avec de l'eau de fontaine); manger des viandes grillées ou rôties et prendre chaque jour une tasse de café de première qualité; faire de longues promenades au grand air, dans les bois ou sur les côteaux, et s'essuyer au retour ou changer de linge si la transpiration est abondante.

Comme dans cette situation les organes sont faibles et s'engorgent trop facilement, il faut prendre un faible purgatif tous les trois jours, deux ou trois grammes de rhubarbe, selon la force ou l'âge du sujet.

Pour les personnes qui peuvent dépenser quelque argent:

Traitement spécial. — Nous leur conseillons

vivement les *Dragées Peyronnet*, prix de la boîte :
2 fr. 50 dans nos bureaux, franco par la poste
2 fr. 75, ou le *Tonique Peyronnet*, prix de la boîte
de plantes pour faire deux litres : 2 fr. 50 dans nos
bureaux et 2 fr. 75 franco par la poste.

Angine gutturale

C'est une inflammation de l'arrière-bouche. La
voix est nasonnée, il y a des difficultés d'avaler,
soif, frissons, etc.

Répéter très souvent un gargarisme composé avec
de la tisane de feuilles d'aigremoine, de ronce ou de
toute autre plante astringente, avec un peu de miel.

On peut aussi employer avec succès des gargarismes avec du chlorate de potasse.

Eviter le froid et les grandes fatigues.

Pour l'angine toussilaire et l'angine couenneuse
voir *Maux de Gorge*.

Apoplexie

CONGESTION CÉRÉBRALE, COUP DE SANG. — L'apoplexie est caractérisée par un état comateux, avec
privation subite et presque complète des sensations
et du mouvement avec conversion de la circulation
et de la respiration. Il y a souvent déviation de la
face. L'apoplexie est rarement précédée de phénomènes précurseurs; en peu d'instant, elle acquiert
son plus haut degré d'intensité, et, faute de soins,
le malade peut mourir; il est donc urgent de man-
der le médecin au plus vite.

En attendant, on ne doit pas perdre une minute
pour commencer les premiers soins suivants : débarrasser le malade de vêtements serrés, le

transporter avec le moins de secousses possible, dans une chambre convenablement aérée, d'une température fraîche, loin du bruit et garanti contre la lumière trop vive; maintenir la tête et la poitrine élevée, la tête découverte; appliquer des sinapismes aux jambes, à la partie interne du mollet et aux cuisses; ou bien bains de pieds rendus très excitants au moyen de l'eau bouillante, du vinaigre, de la cendre ou de la moutarde; appliquer sur la tête des compresses imbibées d'eau froide ou de glace pilée, etc.

Ces premiers soins terminés, si le médecin tarde encore, et si l'état général ne paraît pas s'améliorer, recourir aux sangsues à l'anus et presser l'arrivée du docteur.

Les personnes à tempérament sanguin sont particulièrement menacées d'être frappées par cette maladie; elles l'éviteront en surveillant leur alimentation (donner la préférence aux légumes cuits, aux viandes blanches, aux vins légers); en prenant de temps en temps quelques dépuratifs.

Traitement spécial. — Toutes les personnes menacées de ces coups foudroyants, qui font la désolation des familles, devraient avoir chez elles et faire usage du *Thé des Chartreux*, du *Thé Peyronnet*, des *graines de Longue-Vie*.

Prix de chaque boîte franco par la poste : 2 fr. 75, avec instruction.

Mandat ou timbres à L. Peyronnet, 82, rue Crémieux, à Paris.

Appétit

Le manque d'appétit, quand il ne provient pas d'une fatigue excessive, est ordinairement le précurseur d'une affection quelconque.

TRAITEMENT ORDINAIRE.— Pour ramener l'appétit, il suffit bien souvent de faire des exercices au grand air et de se procurer des distractions.

Toutes les plantes aromatiques stimulent l'appétit : le serpolet, le thym, l'anis, l'hysope, la menthe, la camomille, la lavande, la mélisse, etc. Une tasse avant le repas.

TRAITEMENT SPÉCIAL. — Nous croyons rendre un véritable service à nos lecteurs en leur recommandant l'*Apéritif Peyronnet*, uniquement composé de plantes bien choisies, séchées avec le plus grand soin ; on peut le préparer à volonté comme une tisane ordinaire. Non seulement il stimule l'appétit, mais il débarrasse bien vite l'estomac de toutes ses impuretés.

Prix de la boîte de plantes pour faire soi-même deux litres d'apéritif : 2 fr. 50 dans nos bureaux, 2 fr. 75 franco par la poste.

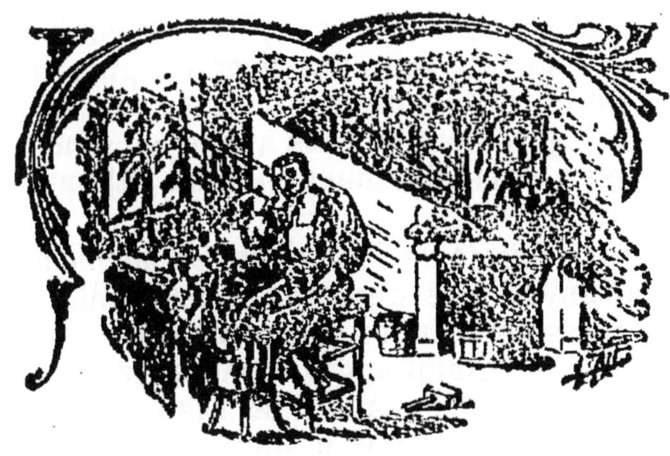

Asphyxie

PREMIERS SOINS A DONNER AUX ASPHYXIÉS EN ATTENDANT L'ARRIVÉE DU MÉDECIN. — On appell

Asphyxie la suspension des phénomènes de la respiration et les troubles qui en sont la conséquence.

L'asphyxie se produit toutes les fois que l'air ne peut pénétrer dans les poumons en quantité suffisante et à l'état de pureté nécessaire. Nous citerons comme variétés d'asphyxie :

1° L'asphyxie par l'air vicié et les gaz délétères ;

2° L'asphyxie par submersion (noyé) ;

3° L'asphyxie par strangulation (pendu).

Nous indiquerons d'abord les soins qui conviennent à tous les asphyxiés en général, nous passerons ensuite en revue ceux qui concernent particulièrement l'un et l'autre genre d'asphyxie.

Lorsqu'on se trouve en présence d'un asphyxié, on doit faire (en attendant le médecin) les téntatives nécessaires pour rétablir la respiration, et cela, alors que tout espoir semble perdu.

Voici comment il convient de procéder :

1° *Donner au patient la position convenable.* — On déshabille promptement l'asphyxié, on coupe au besoin ses vêtements avec des ciseaux, puis il est placé sur un lit, la tête un peu inclinée en arrière, les épaules légèrement élevées au moyen d'un traversin qu'on a passé dessous ; enfin on jette sur lui une couverture.

2° *Faciliter l'accès de l'air dans les poumons.* — La bouche devra être ouverte, si les dents sont serrées, on essaiera de les desserrer avec un morceau de bois ; on maintiendra ensuite les mâchoires écartées avec un bouchon ; cela fait, on débarrassera, au moyen d'une plume, la bouche, les narines et la gorge, des mucosités et de l'écume qui pourraient s'y trouver. La langue sera maintenue en avant, car autrement elle pourrait gêne l'accès de l'air; on l'attire avec les doigts recouverts d'un mouchoir.

3° *Ramener la chaleur par des frictions et exciter la respiration.* — On fera des frictions sur le corps avec des linges chauds ou imbibés d'alcool camphré, eau de mélisse, vinaigre aromatique.

Si ces premiers soins restent sans succès, il faut *sans trop attendre*, avoir recours à la respiration artificielle.

4° *Respiration artificielle.* — Elle peut être pratiquée de différentes façons; nous signalons les deux principales.

a) *Insufflation d'air de bouche à bouche.* — On applique la bouche sur celle du malade, dont on serre le nez, et on souffle fortement, on se retire pour laisser sortir l'air introduit et on renouvelle l'opération à différentes reprises (cette insufflation peut encore se faire au moyen d'un soufflet).

b) *Respiration artificielle d'après le procédé Sylvestre* (procédé le plus simple et le plus pratique). — L'opérateur, placé derrière la tête de l'asphyxié, saisit les bras du patient ainsi pendant deux secondes (on élargit ainsi la cavité de la poitrine) et on y appelle l'air). Il abaisse ensuite les deux bras le long du corps et il les presse pendant deux secondes contre les côtés de la poitrine (diminution de la capacité de la poitrine pour faire ressortir l'air aspiré). On répète ensuite ces mouvements qui doivent être continués longtemps *avec persévérance*. Ajoutons que la respiration artificielle doit être pratiquée *aussitôt que possible*.

Pendant que l'un des assistants pratiquera la respiration artificielle, les autres personnes résentes essaieront de ramener la chaleur par les moyens indiqués plus haut.

Les soins qui précèdent s'appliquent à tous les asphyxiés en général ; voici ceux qui concernent plus particulièrement l'un ou l'autre genre d'asphyxie :

Asphyxie par l'air vicié (charbon, etc.). — Lorsqu'un cas d'asphyxie par le charbon s'est produit, le premier soin doit être d'aérer la pièce en ouvrant toutes grandes les portes et les fenêtres ; le malade sera placé sur son lit et on lui prodiguera tous les secours indiqués plus haut (exposition au grand air, frictions, respiration artificielle), flagellation avec une serviette trempée dans de l'eau fraîche ; passez sous le nez une compresse imbibée de vinaigre aromatique.

Afin de prévenir autant que possible les asphyxies par le charbon qui sont assez fréquentes, rappelons que toutes les fois qu'on fera brûler du charbon dans une pièce, le fourneau doit être placé de façon que les gaz produits par la combustion puissent s'échapper au dehors.

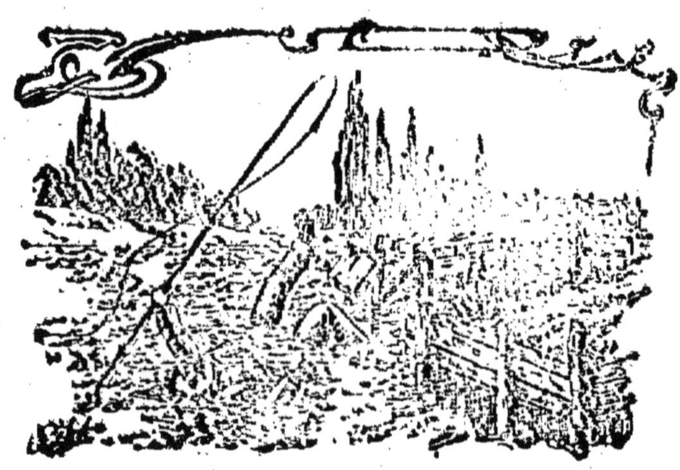

Asphyxie par submersion (noyés). – Débarrasser rapidement le noyé de ses vêtements, le transporter s'il est possible sur un lit et l'essuyer avec des linges chauds. Le noyé sera couché sur le dos et légèrement incliné du côté droit; on débarrassera la bouche des mucosités au moyen d'une plume, et pendant que les aides essaieront de ramener la chaleur par les moyens indiqués plus haut, une autre personne pratiquera la respiration artificielle. S'il s'écoule de l' au par la bo he, pencher légèrement la tête du r... ade pour faciliter la sortie de l'eau absorbée, *mais ne jamais suspendre le malade par les pieds*. Ces soins doivent être continués avec persévérance et tentés alors même que le noyé aurait séjourné plusieurs heures sous l'eau; on a vu des noyés revenir à la vie après plusieurs heures d'insensibilité.

Asphyxie par strangulation (pendu). — Il faut immédiatement couper le lien passé autour du cou en soutenant le corps; puis on le débarrasse de tout ce qui pourrait gêner la circulation et la respiration. On couche le patient sur un lit, la tête un peu élevée et on lui donne les soins généraux, pour ramener, si possible, la chaleur et la respiration.

Asthme

Affection qui, généralement, n'offre pas de gravité, mais fait bien souffrir; elle est caractérisée par des accès d'oppression, surtout la nuit, survenant brusquement; par le besoin d'air, l'obligation de s'asseoir, de quitter le lit, d'ouvrir la fenêtre, de s'arcbouter pour respirer, enfin par la toux et l'expectoratio n indiquant la fin de l'accès.

TRAITEMENT ORDINAIRE. — Ouvrir largement les fenêtres de la chambre (sans courant d'air) et appliquer des sinapismes aux membres inférieurs.

Quand les accès sont chroniques, le malade se trouvera bien : 1° en débarrassant son estomac et ses intestins par de fréquents purgatifs; 2° de prendre le soir en se couchant une tasse de tisane d'hysope, ou de lierre terrestre, ou de feuille d'oranger, ou de mélisse, ou d'aigremoine avec du miel. Éviter les changements brusques de température; éviter l'humidité.

TRAITEMENT SPÉCIAL. — Si les moyens le permettent, avoir toujours chez soi du *Thé des Chartreux* et des *Bonbons des Chartreux*. (Voir Table des matières.)

Nous ne saurions trop recommander à toutes les personnes qui souffrent des voies respiratoires de faire l'essai du *Mélange pulmonaire Peyronnet*. Prix de la boîte de plantes nécessaires pour quinze jours : 2 fr. 50 dans nos bureaux, 2 fr. 75 franco par la poste.

Attaques de nerfs

Crises nerveuses se traduisant par des mouvements désordonnés, accompagnés de cris, de pleurs, de gémissements; le malade se roule à terre en proie à la plus vive exaltation.

TAITEMENT ORDINAIRE. — Coucher le malade horizontalement, la tête un peu abaissée; aspersions d'eau froide sur la figure; faire respirer de l'éther, vinaigre; dégager le cou des vêtements pour faciliter la respiration; lorsque la connaissance commence à revenir, faire boire de l'eau sucrée additionnée d'une cuillerée à café d'eau de mélisse par tasse.

TRAITEMENT SPÉCIAL. — Pendant au moins un mois, faire prendre au malade, deux fois par semaine, une tasse de *Thé des Chartreux*, après son repas du soir.

Après chacun de ses repas une tasse de *Thé Peyronnet*.

Le matin, au saut du lit des *graines de Longue-Vie*.

Prix de chaque boîte avec instruction 2 fr. 50 franco 2 fr. 75.

Mandat ou timbres à L. PEYRONNET, 32, rue Crémieux à Paris.

Boutons

Voir *Maladies de peau* pour le traitement ordinaire.

Pour le traitement spécial demander 1/4 de litre d'Eau de Beauté, franco en gare 3 fr. 75. Indiquer la gare qui dessert votre localité. Mandat ou timbres !

L. PEYRONNET, 32, rue Crémieux, Paris.

Bile

La bile est un liquide jaune, amer, sécrété par le foie ; elle arrive, par le moyen des canaux, dans l'estomac, afin de se mêler aux aliments pour aider à leur transformation nutritive. Souvent elle se trouve en si grande abondance qu'on en rend par le haut et par le bas ; il se produit aussi quelquefois une de ces débâcles qui épouvantent à tort le malade. Lorsque la mauvaise bile naper lire ···e rendue, et qu'elle séjourne trop longtemps dans estomac, elle cause des dérangements sérieux qu'il faut faire disparaître. (Voir *Estomac.*)

TRAITEMENT ORDINAIRE. — Boire des tisanes de serpolet, de marube, mille-pertuis, etc., et se purger.

TRAITEMENT SPÉCIAL. — Contre les biles, le *Thé des Chartreux* donne de très bons résultats ; il en est de même du *Digestif Peyronnet*, dont l'efficacité est absolument certaine. Chaque boîte est vendue dans nos bureaux 2 fr. 50 ; franco par la poste, 2 fr. 75.

Bronchites, Rhumes

Ces affections paraissent bénignes ; au début on n'a pas toujours recours au médecin pour les soigner, c'est un tort ; dans tous les cas, il importe de ne pas les négliger tout à fait, quelque fort de tempérament que l'on paraisse.

TRAITEMENT ORDINAIRE. — Dès qu'un malade tousse, avec malaise général, tête plus ou moins prise de rhume de cerveau, il faut le tenir au chaud, au lit s'il se peut, lui donner des tisanes chaudes (mauve, guimauve, violettes, quatre fleurs) sucrées avec du miel. Nourriture légère, éviter les refroidissements, chasser les tracas.

On peut aussi faire bouillir dans deux litres d'eau, pendant 5 à 6 minutes, une bonne poignée d'aigremoine ; en boire un grand verre le matin au saut du lit, un autre après le repas de midi et un troisième après le repas du soir. La tisane doit être tiède et sucrée au miel.

TRAITEMENT SPÉCIAL. — *Les Bonbons des Char-*

treux ayant pour but surtout les rhumes, nous ne saurions trop en recommander vivement l'usage. Prix dans nos bureaux : 1 franc la boîte; franco par la poste, 1 fr. 20.

Pour prévenir et guérir les rhumes et bronchites, rien de mieux, jusqu'à ce jour, que le *Mélange pulmonaire Peyronnel*. Composé de plantes bien mondées et séchées par un procédé spécial, il facilite l'expectoration, calme et guérit la toux, tout en fortifiant les poumons. Prix dans nos bureaux : 2 fr. 50 ; franco par la poste : 2 fr. 75.

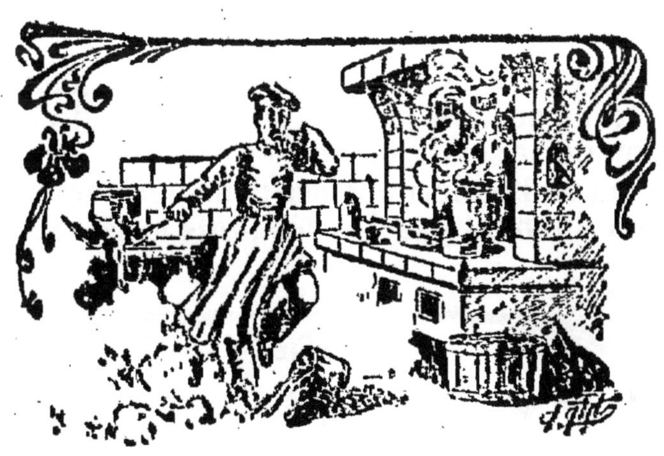

Brûlures

UN REMÈDE NOUVEAU. — Le docteur Thierry, médecin à l'hôpital de la Charité, à Paris, vient de faire une précieuse découverte qui rendra de grands services.

Prenez chez un pharmacien, un droguiste ou un herboriste pour 10 centimes d'acide picrique en sel (refuser celui en liquide), faites-le dissoudre dans un litre d'eau froide et lavez avec cette solution la partie brûlée. Toute douleur est supprimée instantanément, les plaies et les ampoules ne se forment pas et la guérison est complète en 4 à 5 jours, sans laisser de traces; seule la peau est jaunie, mais on peut faire disparaître cela en se lavant les mains avec de l'eau mélangée avec de l'acide borique.

GUÉRISON DES BRULURES PAR LE LAIT. — Lorqu'on a été brûlé d'une manière quelconque, il faut rapidement, si on en a sous la main, plonger la partie atteinte et la tenir immergée dans du lait, ou bien, ne la pouvant baigner, la recouvrir de compresses imbibées de ce lait, jusqu'à ce que toute douleur ait cessé.

Quelle que soit la gravité de ce mal, sa guérison complète ne se fera pas longtemps attendre.

Au lieu de se servir de lait, on peut employer du pétrole ou de l'huile, mais ces deux derniers ingrédients ne donnent pas des résultats aussi rapides.

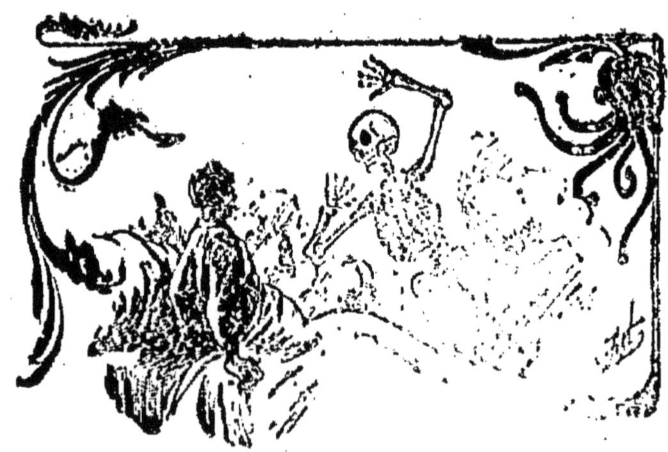

Cauchemars

Etat d'oppression et de gêne pendant le sommeil, se traduisant par des rêves étranges et pénibles. Le cauchemar est occasionné le plus souvent par une digestion difficile, une affection morale riste ou une lecture impressionnante, fantastique ou pénible.

Traitement ordinaire. — Pour se débarrasser du cauchemar il faut éviter les causes qui le produisent, faciliter la digestion le soir, faire un repas très léger, en outre, une heure après ce repas, boire un gramme de magnésie calcinée délayée dans un verre d'eau sucrée. Ces moyens simples contribuent à rétablir dans leur état normal les fonctions digestives et à faire disparaître ce poids incommode qu'on ressent à l'estomac pendant le sommeil, si toutefois on peut appeler sommeil cet état de torpeur mêlé à des songes extraordinaires et très désagréables.

Voici un autre moyen : prendre avant de se mettre au lit une infusion de feuilles d'oranger ou de mélisse.

Pour une grande personne, quatre ou cinq feuilles suffisent. On doit préparer cette infusion exactement comme celle de thé et en prendre seulement pendant quatre jours de suite.

Traitement spécial. — Quand l'insomnie a pour cause la mauvaise digestion, la *Tisane digestive des Moines de Beauregard* ou le *Thé digestif Peyronnet* soulagent en deux jours et guérissent en peu de temps. Prix de chaque boîte : 2 fr. 50 dans nos bureaux et 2 fr. 75 franco par la poste.

Quand la constipation est la cause du mal, prendre d'1 *Thé des Chartreux* et des *Graines de longue vie*. Prix de chaque boîte : 2 fr. 50 ; franco 2 fr. 75.

Cheveux (Chute des)

La chute des cheveux est un nom générique sous lequel on désigne la perte accidentelle des cheveux, prématurée ou sénile, temporaire ou durable. Souvent la chute des cheveux suit une maladie infectieuse; d'autres fois elle est provoquée par des pellicules qui sont bientôt suivis de dartres.

Pour y rémédier, voir ce que nous avons déjà dit à l'article *Hygiène de la tête*.

Voir aussi à la Table des matières *Eau Notre-Dame*. Tous ceux qui ont fait usage de ce produit l'ont baptisé du nom d'*Eau merveilleuse*. N'ayant aucun bénéfice sur ces produits, nous les fabriquons uniquement pour faire plaisir à nos clients et leur prouver une fois de plus que les herbes guérissent le mal, quand les charlatans ne font que soulager le porte-monnaie.

Prix du flacon (1/4 de litre), 3 francs franco par colis postal en gare la plus rapprochée, 3 fr. 75.

L. PEYRONNET, 32, rue Crémieux, à Paris,

Cholérine

Cette affection est caractérisée par l'abattement, le manque de forces, des sueurs faciles, de la douleur et de la tension au creux de l'estomac et du ventre, des coliques, une diarrhée abondante, de la soif, des nausées, des hoquets et quelquefois des vomissements.

Tenir le malade chaudement, flanelle sur le ventre. Administrer des boissons excitantes (tisane de mélisse ou de menthe, thé avec du rhum); lavements au blanc d'œufs ou à l'amidon.

Clou

Le clou, nom vulgaire du furoncle. (Voir *Furoncle.*)

Cœur

Les maladies de cœur sont ordinairement bien moins dangereuses que ne le croient les personnes qui en sont atteintes; elles sont dues à des émotions vives, à la tristesse, à l'ennui, à la peur, à la colère, etc. Les mouvements de cet organe sont plus fréquents et souvent irréguliers.

TRAITEMENT ORDINAIRE. J'ai eu le plaisir de voir beaucoup de personnes se guérir en peu de jours en suivant les conseils bien simples que voici :

1° Par de légers purgatifs pris deux ou trois fois par semaine, tenir le ventre toujours libre; au moins une selle abondante par jour.

2° Soigner, d'une façon spéciale, son estomac (voir pour cela : *Aigreurs, estomac*, etc.).

3° Manger des viandes, rôties ou grillées, de bœuf ou de mouton; prendre des bouillons faits avec cette même viande; boire de préférence du vin, mais avec moitié eau.

4° Tous les matins, au saut du lit, et cela jusqu'à guérison complète, boire un grand verre de tisane d'asperges; un deuxième verre avant le repas de midi et un troisième verre avant le repas du soir. Les racines d'asperges se vendent chez les pharmaciens et herboristes. Pour préparer la tisane nécessaire pour une journée, on prend 50 grammes de racines d'asperges que l'on fait bouillir 4 ou 5 minutes dans un litre d'eau, on couvre bien, on passe la tisane quand elle est tiède. Boire cette tisane froide. On peut la sucrer.

Traitement spécial. — Avant chaque repas, boire un verre d'*Apéritif Peyronnet*. Prix de la boîte d'herbes pour en faire soi-même 2 litres : 2 fr. 50 ; franco : 2 fr. 75.

Après les repas de midi et du soir, boire une tasse de *Thé Peyronnet*. Prix de la boîte : 2 fr. 50 ; franco : 2 fr. 75. Trois fois par semaine, après le repas du soir, boire une bonne tasse de *Thé des Chartreux*, 2 fr. 50 ; franco : 2 fr. 75.

L. Peyronnet, 32, rue Crémieux, à Paris.

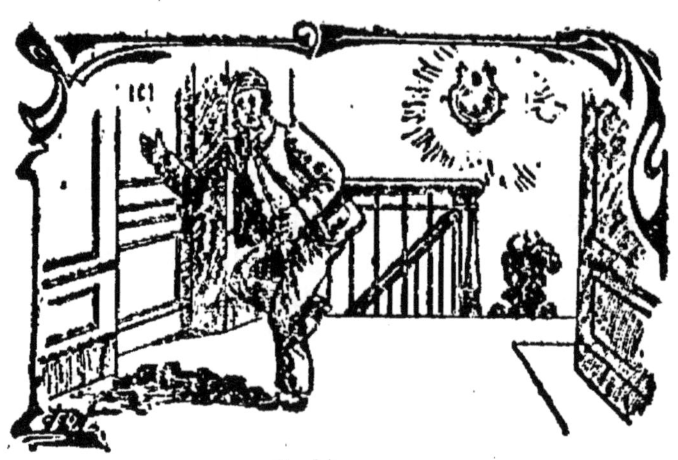

Coliques

Sous ce nom, on désigne toutes les douleurs du ventre, quelle que soit leur cause :

Coliques par inflammation. — Boisson adoucissante, lavements émollients au son, à l'amidon, aux blancs d'œufs et à la tête de pavot, que le malade tâchera de garder ; fomentations ou cataplasmes sur le ventre ; bains, diète, puis alimentation légère et progressive.

Coliques nerveuses. — Onctions avec l'huile camphrée; cataplasmes sur le ventre, tisanes de tilleul, de camomille; faire venir le médecin, si possible.

Coliques venteuses. — Mêmes remèdes que ci-dessus; de plus, lavements et boissons avec une infusion d'anis et de camomille; serviettes chaudes sur le ventre et frictions stimulantes.

Coliques hépatiques et néphrétiques. — Grands bains prolongés, fomentations d'huile de camomille camphrée et cataplasmes sur le ventre; tisanes diurétiques. (Voir aussi *Cholérine, Diarrhée, Dysenterie.*)

Constipation

La constipation est une affection très fréquente chez les personnes qui ont des occupations sédentaires.

Les malaises causés par la constipation consistent en étourdissements, bouffées de chaleur au visage, maux de tête souvent fort violents, tendance au sommeil, etc.

La constipation a aussi son influence sur le moral, les personnes sont tristes, irritables; en somme, sans constituer une maladie, elle peut causer, malgré cela, des troubles graves dans l'organisme si on n'y remédie pas.

Traitement ordinaire. — Un bon moyen pour éviter la constipation, sans prendre de médicament, consiste à se présenter chaque jour, à des heures régulières, à la garde-robe. Le régime a aussi son importance : légumes, laitage. Si ces moyens ne suffisent pas, on arrivera facilement à régulariser les selles et à se rendre maître de la constipation en prenant chaque matin, à jeun, et cela pendant huit à dix jours, un verre de tisane de feuilles de frêne. (Voir le mot *Purgatif*.)

Pour les enfants en bas âge, le meilleur remède est simplement une cuillerée à bouche d'huile qu'on leur donne le matin à jeun.

Nous conseillons vivement aux personnes qui souffrent habituellement de la constipation de prendre tous les matins, au saut du lit, pendant cinq ou six jours de suite, un verre d'eau fraîche avec des graines de lin.

Le soir, avant de se coucher, mettre dans un verre d'eau une bonne cuillerée à bouche de graines de lin, bien couvrir le verre et, le matin, agiter fortement et avaler l'eau et les graines sans les mâcher. Résultats certains. Cesser quand on ira à la selle plus de deux fois par jour.

TRAITEMENT SPÉCIAL. — Pour les personnes qui peuvent dépenser quelques sous, nous ne saurions trop recommander les *Graines de Longue Vie* (voir Table des matières); ces graines naturelles, beaucoup plus petites, plus faciles à digérer, plus agréables à prendre que les graines de lin, donnent aussi des résultats bien supérieurs, mais elles ont le défaut de coûter presque trois fois plus cher, à cause de leur rareté. Prix de la boîte : 2 fr. 50; franco, 3 francs.

Beaucoup de personnes nous écrivent chaque jour pour nous remercier de ce que, avec le *Thé des Chartreux* (voir Table des matières), elles se sont guéries radicalement et en peu de jours, de la constipation la plus opiniâtre.

Le *Laxatif Peyronnet* est le plus nouveau et le plus efficace de tous les remèdes pour prévenir et guérir la constipation. Prix de la botte d'herbes avec instruction : 2 fr. 50; franco par la poste, 2 fr. 75.

Nos lecteurs ont l'embarras du choix; qu'ils soient au moins persuadés que, si nous nous permettons de leur conseiller quelques *spécialités*, ce n'est pas dans un esprit de lucre, mais uniquement pour leur être utile.

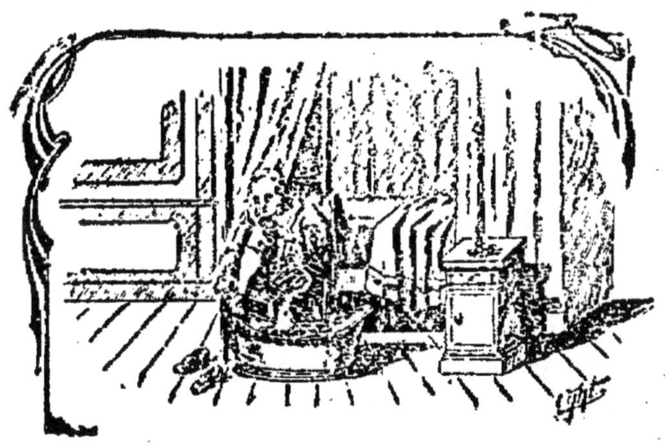

Cors aux pieds, œils-de-perdrix, durillons, oignons, etc.

Traitement ordinaire. — On prend l'oignon du lys (soit des jardins, soit des vallées), on le pile et on l'applique en guise de pommade sur le cor. Ce remède a guéri beaucoup de personnes qui avaient expérimenté des milliers de remèdes sans succès.

Un autre remède bien simple et qui donne toujours de très bons résultats, consiste à faire tremper dans un demi-verre de fort vinaigre, et cela pendant une journée, des feuilles de lierre grimpant ou même des queues de poireau (vert du poireau), retirer du vinaigre lesdites feuilles ou queues de poireau, et, après avoir bien lavé le cor, on appliquer un morceau (toujours bien mouillé de vinaigre) sur la callosité ; avec une bandelette de toile, l'attacher pour la maintenir jusqu'au lendemain matin.

On enlève la bandelette et la feuille ou vert de poireau et, avec l'ongle, on fait disparaître le cor, qui est complètement ramolli.

Avoir soin de bien presser avec le doigt pour voir s'il ne reste pas quelque parcelle de pointe ou racine du cor. Si on ne sent aucune douleur, la guérison est complète ; si, au contraire, on éprouve la moindre douleur, ce qui indique qu'il y a encore des parcelles de racine, on frotte vivement avec un petit morceau d'oignon de lys sur la place qu'occupait le cor.

Au bout de deux minutes, il ne reste plus aucune trace de callosité et la guérison est radicale.

TRAITEMENT SPÉCIAL. — Le *Spécifique Peyronnet* soulage immédiatement et guérit en peu de jours. Prix 1 fr.; franco : 1 fr. 25.

Coryza ou rhume de cerveau

Les causes du coryza sont le froid aux pieds, le froid subit à la tête, provenant du passage brusque d'une température chaude à une température froide. On s'en préserve en ayant soin de se laver tous les matins la figure à l'eau froide, et mieux encore tout le corps. Néanmoins, lorsqu'on n'a pu 'éviter, nous conseillons ce qui suit :

1° Coupez un citron en deux ; pressez la moitié dans votre main et reniflez-en fortement le jus ; après avoir éternué, faites-en de même de l'autre moitié.

On guérit ainsi le rhume de cerveau et on pré-

vient presque toujours l'érysipèle et le rhume de
poitrine.

2º Se graisser le nez en se couchant, avec du
suif, et boire deux bols d'infusion de sureau, afin
de provoquer la transpiration ; le lendemain, éviter
le passage subit d'une température chaude à une
température opposée et continuer jusqu'à guérison
complète.

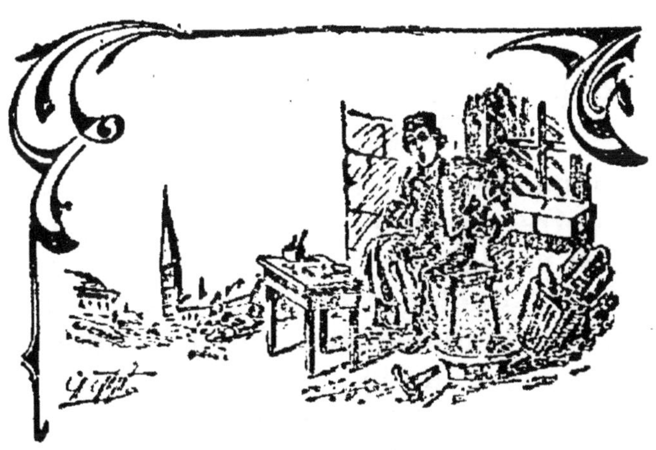

Coupures, Blessures

A moins de coupures graves, ou de blessures,
qui nécessitent toujours l'intervention du médecin,
la seule marche à suivre est celle-ci : laisser sai-
gner un peu, sans forcer ; laver avec de l'eau tiède
additionnée de quelques cuillerées d'eau boriquée,
sécher en essuyant, rapprocher les bords de la
plaie et les maintenir réunis à l'aide de petites bandelettes de sparadrap, recouvert d'ouate hydrophile boriquée, enfin consolider à l'aide d'une
bande de toile ; arroser ensuite, de temps en temps,
avec de l'eau boriquée.

Courbature

Sensation de brisement dans tous les membres, extrême lassitude, quelquefois signe précurseur d'une maladie plus ou moins grave. Sauf ce dernier cas, qui nécessite l'intervention du médecin, la courbature se guérit surtout par le repos, des grands bains tièdes, des boissons sudorifiques (tisane de tilleul et de bourrache), des frictions et le massage.

Le croup des enfants la coqueluche et la grippe

Vous la connaissez la hideuse maladie. Dieu a béni ceux d'entre vous qui n'ont pas vu un pauvre petit être saisi par le monstre ; son pauvre visage devenait violet, quelques cris rauques d'abord, puis plus rien ; l'étouffement s'était produit et l'ange était remonté au Ciel.

Et la douloureuse mère avait assisté impuissante à la terrible agonie.

Cependant elle avait le remède sous la main.

Plus d'opération chirurgicale, point de bistouri enfoncé dans la gorge de l'être adoré ; non, rien qu'une piqûre insignifiante à la hanche, une injection sous-cutanée de sérum du Dr Roux, point douloureuse, et voilà que, au bout de peu d'instants, les fausses membranes se déchirent, disparaissent, l'air passe, l'enfant respire, il est sauvé.

Mères, vous n'avez donc plus à craindre le croup, la bête n'a plus de griffes maintenant, le Dr Roux les lui a coupées. On guérit le croup comme une maladie ordinaire : ne pleurez plus, ne tremblez plus, soyez tranquilles.

Dans les principales villes, le traitement du Dr Roux est gratuit, s'adresser pour cela à la Mairie.

Si vous ne pouvez pas vous procurer ce remède, voyez ce que nous avons dit à l'article *Croup et Angine*, et voici quelques autres moyens de guérir ces terribles maladies pour lesquelles il faut, si possible, appeler le médecin.

Voici un remède d'une simplicité parfaite contre cette terrible maladie ; il est d'un usage courant en Alsace où on le connait depuis des siècles.

Prenez quatre ou cinq poireaux moyens : faites-les cuire dans trois litres d'eau, puis filtrez le liquide ; ajoutez-y une livre de sucre en poudre et faites réduire des deux tiers sur le feu.

Il s'est formé une espèce de sirop dont il faut donner aux enfants une cuillerée à bouche toutes les demi-heures.

Autre. — Délayez de la fleur de soufre dans un verre d'eau, une cuillerée à café et faites boire une cuillerée à bouche du mélange de demi-heure en demi-heure.

Dans tous les cas, on fera très bien de mettre un peu de térébentine et du goudron végétal dans un vase quelconque, le faire bouillir sur une lampe à esprit-de-vin jusqu'à ce que la chambre soit remplie de vapeur. (Voir Table des Matières.)

Croup et Angine

Le croup est caractérisé par la présence de peaux ou *fausses membranes* qui se développent dans la gorge et le larynx. La marche de cette grave affection est très rapide, aussi conseillons-nous de ne jamais négliger les maux de gorge et d'appeler le médecin au plus tôt.

Les symptômes du croup sont les suivants : au début, mal de gorge accompagné de fièvre, amygdales gonflées et recouvertes de plaques blanchâtres. Ces plaques existent au fond de la gorge ; la voix est rauque. Plus tard surviennent des accès de suffocation, la respiration est sifflante, le malade rejette des débris de fausses membranes, il conserve toute sa connaissance.

Les premiers soins, en pareille circonstance, consistent dans l'emploi de vomitifs, que l'on pourra au besoin répéter. Après le vomitif, si l'on se trouve éloigné de tout médecin, on badigeonnera les surfaces malades avec un pinceau imbibé de jus de citron ou d'eau phéniquée, ou bien encore une dissolution concentrée de chlorate de potasse ou d'alun.

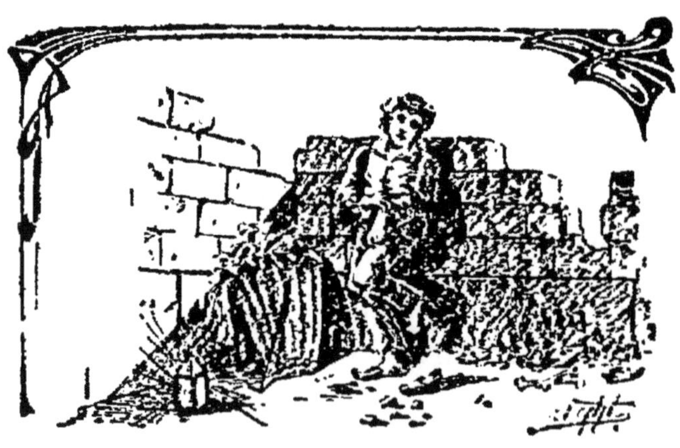

Dartres, Eczéma

Inflammation chronique de la peau, non parasitaire, ni spéciale à un état maladif particulier.

Cette affection indique généralement un mauvais fonctionnement des voies digestives. Aussi on guérit, en purgeant le malade, en lui faisant prendre tous les matins, à jeun, un verre de *Thé des Chartreux;* en lui donnant à boire des tisanes dépuratives (houblon, salsepareille, douce-amère, etc.), surtout en lui recommandant d'éviter tout excès.

Extérieurement, frictions avec une pommade antidartreuse appropriée, ou lavage avec la tisane de sauge (voir cette plante)

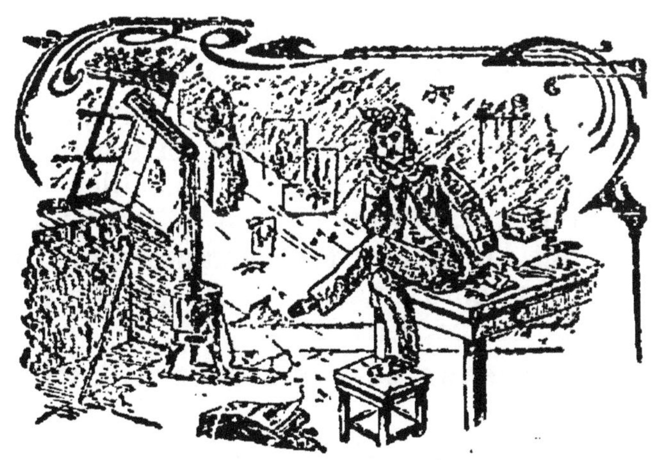

Dents

TRAITEMENT ORDINAIRE. — Un remède bien simple, et qui cependant donne de bons résultats, consiste à faire bouillir pendant 10 minutes, dans un demi-litre de vin rouge ou blanc, une bonne poignée de feuilles de lierre grimpant (à défaut de lierre, 4 à 5 têtes de pavot), y ajouter une forte pincée de sel de cuisine, passer avec un linge et se gargariser la bouche, du côté où les dents font mal, avec une cuillerée de cet élixir et cracher après quelques minutes. Cet élixir peut se conserver en bouteille.

Il arrive assez souvent que le mal de dents cesse en se gargarisant la bouche avec un verre de vinaigre bien salé.

TRAITEMENT SPÉCIAL. — Nous osons dire, en terminant, que les personnes sujettes souvent aux maux de dents nous sauront gré de leur avoir indiqué le *Calme-Douleurs*, qui sera pour elles un vrai trésor dont elles ne se sépareront plus. Prix 2 fr. 50; franco, 2 fr. 75.

Dans l'intérêt de nos lecteurs, nous les conjurons de se méfier de tous les produits tant vantés pour les dents; beaucoup sont dangereux et très peu sont efficaces. Pour leur être utile, nous préparons avec tous les soins possibles un produit ue nous garantissons : c'est la *Dentiline Peyronnet*, dont l'efficacité est certaine pour blanchir et guerir les dents sans aucun danger. Prix du flacon : 1 franc; franco, 1 fr. 25.

L. PEYRONNET, 32, rue Crémieux, à Paris.

Diarrhée. Dysenterie

Fréquence et abondance des selles, plus liquides que normalement, glaireuses, douloureuses et quelquefois sanguinolentes. Ventre douloureux, coliques et nausées.

TRAITEMENT. — Purgatifs légers; régime alimentaire très surveillé; ceinture de flanelle ou cataplasmes chauds sur le ventre. Puis boissons stimulantes à la mélisse ou à la menthe, avec thé au rhum; se tenir au chaud, éviter l'humidité.

On se procure chez un pharmacien ou un herboriste 25 grammes d'écorce de racine de simarouba (le simarouba, simaruba, est un arbre qui pousse en Guyane) que l'on fait bouillir dans un litre de vin jusqu'à réduction de moitié. Boire un verre le matin et un le soir, à jeun. Guérison en 24 heures.

Dans certains cas, cette tisane provoque des vomissements, c'est quand il s'agit de dysenteries glaireuses ou bileuses si communes dans les climats chauds. Alors la guérison est encore plus rapide.

Contre tous les genres de dysenterie, voici deux remèdes nouveaux et infaillibles :

1° *Pour les grandes personnes.* — Faire bouillir ensemble un verre d'eau et deux verres de fort vinaigre jusqu'à réduction de moitié; boire froid, le matin à jeun, en deux fois et à vingt minutes de distance;

2° *Pour les enfants.* — Un blanc d'œuf délayé dans de l'eau sucrée; enfin, dans le courant de la journée, leur donner de la tisane de riz.

Quand, par suite de la dysenterie, les douleurs de ventre sont trop vives, mettez un cataplasme d'huile de camomille. (Voir *Camomille.*)

Douleurs

TRAITEMENT ORDINAIRE. — Dans une infinité de régions, on guérit les douleurs fixes localisées, telles que : lumbago (douleur dans les reins), douleur dans un genou et sur les épaules, etc., avec des feuilles de chou que l'on fait bouillir avec du lait jusqu'à ce que le lait et le chou ne forment

qu'une marmelade que l'on étend sur un morceau
de toile ou de flanelle et que l'on applique ensuite
bien chaud sur la partie souffrante. Quand on en-
ève cet emplâtre au bout de 10 heures, la douleur
est disparue.

Pour les douleurs rhumatismales, la goutte, etc.,
le meilleur moyen de les calmer de suite et de les
guérir avec le temps, consiste à faire bouillir, chaque matin, 120 grammes de racines sèches de bardane dans deux litres d'eau ou de bière, pendant
5 minutes. On passe bien cette tisane, on la tient
au frais et, dans la journée, quand on a soif, on
en boit un verre ordinaire. Un litre au moins par
jour.

Traitement spécial. — Comme la liberté du
ventre influe beaucoup sur les douleurs, avoir soin
de boire du *Thé des Chartreux*. Voilà pour l'intérieur. Quant à l'extérieur, des frictions matin et
soir avec de la *Graisse de marmotte* donnent des
résultats merveilleux, même dans les cas les plus
rebelles et les plus désespérés.

Il faut bien remarquer que l'une ne va pas sans
l'autre et qu'il faut agir à la fois et en même temps
intérieurement et extérieurement.

L. Peyronnet, 32, rue Crémieux, à Paris.

Prix du Thé des Chartreux : 2 fr. 50; franco pa
 poste : 2 fr. 75.

Prix du pot de Graisse de marmotte : 2 fr. 50;
ranco par la poste : 2 fr. 75.

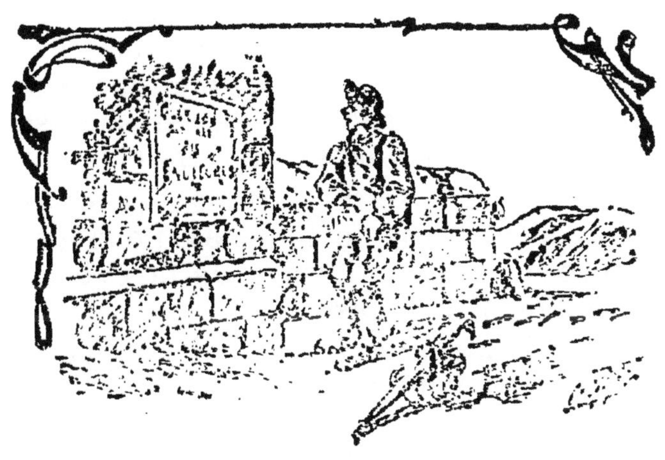

Engelures, Gerçures, Crevasses

Prendre un pied de celeri tout entier, le faire bouillir une heure dans environ trois litres d'eau. Bien laver, soir et matin, avec cette tisane, les parties malades. Guérison en 6 ou 8 jours.

AUTRE REMÈDE : Dans un litre de lait, faites bouillir environ dix minutes une grosse poignée de feuilles de bouillon-blanc. Avant de vous mettre au lit, lavez bien les parties malades et ne les séchez pas.

Vous obtiendrez un soulagement dès la première fois et en moins de huit jours vous serez radicalement guéri.

Entorses, Foulures, etc.

TRAITEMENT ORDINAIRE. — Pour empêcher l'enflure, il faut, aussitôt l'accident arrivé, plonger pendant quelque temps la partie blessée dans de l'eau froide dans laquelle on fait dissoudre trente grammes d'extrait de saturne, puis l'envelopper de compresses d'eau-de-vie camphrée. Quand on a pu éviter l'enflure, on combat l'inflammation avec des émollients, tels que cataplasmes de farine de graine de lin ou de racine de guimauve. Le repos complet de la partie malade est nécessaire, ainsi que la diète et les boissons rafraîchissantes.

TRAITEMENT SPÉCIAL. — Dans tous les cas de douleurs, d'entorses, de foulures, nous ne saurions trop recommander l'usage de la *Graisse de marmotte* dite Miraculeuse.

Ce médicament qui, par son nom seul, fait rire ceux qui ne l'ont jamais employé, donne des résultats merveilleux.

Prix du pot, 2 fr. 75, franco par la poste, mandat ou timbres : L. PEYRONNET 32, rue Crémieux, à Paris.

Maux d'estomac

TRAITEMENT ORDINAIRE. — Tous les maux d'estomac à leur début disparaîtront en peu de jours, si vous avez soin de prendre une infusion de serpolet au lieu de café ou de thé. On prépare les infusions de serpolet comme le tilleul ou le thé. Ces infusions peuvent être sucrées et on fera même bien d'y ajouter quelques gouttes de bon rhum ou de kirsch.

Nous ne saurions trop recommander les infusions de pariétaire ou de fumeterre. Un verre pris le matin à jeun fait disparaître en cinq ou six jours les biles et la pituite ainsi que les aigreurs, et redonne l'appétit perdu.

Beaucoup de personnes, à Marseille et dans le Midi, emploient le marrube blanc (mont blanc ou bon blanc). On fait infuser 40 ou 50 grammes de cette plante dans un litre d'eau et on en boit u verre le matin à jeun, un à midi et un le soir, une demi-heure avant le repas.

Il ne faut boire que neuf verres de tisane, c'est-à-dire trois jours seulement de suite.

Dans tout le centre de la France, on guérit les maux d'estomac de tous genres en buvant le matin à jeun, pendant 8 à 10 jours, un gros verre de tisane de mille-pertuis. Pour cela, en faire bouillir une grosse poignée dans un litre d'eau jusqu'à réduction à un grand verre ; passer et boire froid sans sucre.

TRAITEMENT ÉCIAL. — Vu la gravité des désordres sans nombre que les diverses maladies de l'estomac engendrent dans l'organisme humain, nous ne saurions trop recommander à nos lecteurs de se soigner dès les premiers symptômes d'un malaise.

Avant les repas, boire un verre d'*Apéritif Peyronnet* ; après les repas une tasse de *Thé Peyronnet* ; au moins deux fois par semaine, une tasse de *Thé des Chartreux*, après le repas du soir.

Ainsi la nourriture, au lieu de fatiguer, se transforme en sang, en force et en vigueur.

Prix de chaque boîte : 2 fr. 50 ; franco par la poste : 2 fr. 75. L. PEYRONNET, 32, rue Crémieux, à Paris.

Fluxion de poitrine, Refroidissements, Pleurésies

En général, cette maladie s'annonce par des frissons, des vomissements sanguinolents, un malaise général, la fièvre et une douleur sur le côté. Dans ce cas, il faut se hâter d'envoyer chercher le médecin, si possible

En son absence, faire transpirer le malade au moins pendant une demi-heure. Tisane de bourrache, fleurs de sureau, etc.

Puis employer l'un des remèdes suivants.

Prenez des feuilles de chou blanc et des poireaux, faites-les cuire dans la poêle avec de fort vinaigre et appliquez sur le côté malade. On dit que cela enlève bien vite le point de côté.

Autre : Donner à boire une forte tisane de bourrache mélangée, si possible, avec du serpolet. Pour faire la tisane, se servir de vin au lieu d'eau.

Faire transpirer fortement pendant 25 à 30 minutes le malade, après lui avoir donné un grand bol de la tisane ci-dessus.

Entourer ensuite ses reins avec un drap de lit chaud ou plusieurs serviettes et frotter vivement avec deux fers à repasser bien chauds (ou à défaut de fers avec deux pierres chaudes) les côtés du malade afin de faire disparaitre les points en ramenant la circulation du sang.

Furoncle ou Clou.

Petite tumeur rouge, chaude dure, douloureuse, contenant une humeur séro-sanguinolente et un bourbillon. L'anthrax n'est qu'une collection de furoncles réunis.

Pour arrêter le furoncle au début, on peut essayer de quelques applications de teinture d'iode, recouvertes de ouate hydrophile. Si la chose n'est plus possible, on hâte la maturation par les bains tièdes, les cataplasmes de farine de lin ou de mie de pain, ou de lait.

Généralement un clou ne vient jamais seul ; le

malade fera donc bien de suivre un traitement dépuratif et tonique.

S'il veut nous accorder sa confiance, nous lui
offrons une boîte de *Dépuratif Peyronnet* (plantes
naturelles) prix franco 2 fr. 75 et une boîte de
Plantes Toniques prix 2 fr. 75 franco par la poste,
mandat ou timbres.

L. Peyronnet, 32, rue Crémieux, à Paris.

Hémorroïdes

Tumeurs dues à la dilatation anormale des veines
au pourtour de l'anus. On les évite en allant régulièrement aux cabinets et en n'y restant pas trop
longtemps. Elles donnent souvent lieu à un écoulement de sang qui est plutôt bienfaisant, s'il n'est
pas trop abondant, mais parfois elle sont le siège
de douleurs très vives. Régime sévère, pas d'excitants, bains locaux froids.

Traitement spécial. — Nous sommes heureux
d'annoncer à nos lecteurs que s'ils voulent être
soulagés immédiatement et guéris en peu de jours,
ils n'ont qu'à boire du *Thé des Chartreux* (prix de
a boîte : 2 fr. 50; franco : 2 fr. 75) et se faire des
applications de notre *Pommade végétale* (prix du
pot : 5 fr.; franco : 5 fr. 25, avec l'instruction dé-
aillée).

Hernies, Efforts

Grosseur formée par la sortie d'un viscère hors
de la cavité qui le renferme, à la suite d'un effort
et par suite de la rupture des enveloppes naturelles qui le contiennent ordinairement. Le seul
moyen de traitement est de porter un bandage con-
entif approprié dont on graisse, de temps à autre

la paume avec notre *Pommade herniaire*. Prix du
pot : 5 fr.; franco : 5 fr. 25. L. PEYRONNET, 32, rue
Crémieux, à Paris.

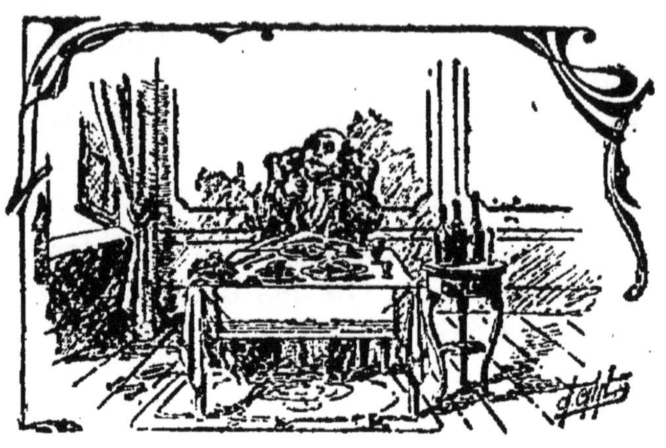

Indigestions

Sensations de pesanteur, de plénitude, avec dou
leur et chaleur au creux de l'estomac, dégout et
nausées, hoquet, rapports acides, fétides ; puis vomissements alimentaires aigres ; mal de tête ; douleurs vagues dans les membres.

TRAITEMENT ORDINAIRE : Faciliter les vomissements ; donner au besoin un gramme de poudre
d'ipéca ; calmer les coliques par des cataplasmes ;
infusions de thé, de camomille, de mélisse, par petites tasses.

TRAITEMENT SPÉCIAL : Les personnes qui sont souvent sujettes à des indigestions devraient avoir
recours au *Thé des Chartreux* et au *The Peyronnet*.

Prix de chaque boite franco par la poste 2 fr. 75:
avec instructions.

Mandat ou timbres L. PEYRONNET, 32, rue Crémieux, à Paris

Maladie de la vessie, pierre, gravelle, etc.

Dans deux litres d'eau, faire bouillir pendant vingt minutes une grosse poignée de têtes de poireau (tout le blanc) avec une noix de beurre frais et une pincée de sel. En boire un grand bol tous les matins à jeun en guise de bouillon et manger, si possible, les poireaux.

Quand on a soif, dans la journée, boire des tisanes de pariétaire (voir ce mot à la deuxième partie).

Comme la constipation entre pour beaucoup dans cette maladie, avoir soin de combattre en même temps cette affection. (Voir pour cela ce que nous disons au mot *Constipation*).

Ne boire et ne manger que du rafraîchissant ; éviter tout ce qui fatigue l'estomac.

La vie sédentaire est contraire à cette maladie ; faire du mouvement la plus grande partie de la journée.

Ne jamais boire de l'eau filtrant à travers des terrains calcaires et avoir soin de bien filtrer même la meilleure eau.

TRAITEMENT SPÉCIAL. — Nous conseillons aux personnes atteintes de l'une de ces affections de faire l'essai du *Diurétique Peyronnet*, qui a la propriété de régulariser toutes les fonctions de la vessie et peut être employé avec succès dans tous les cas. Prix de la boîte d'herbes pour un traitement de quinze jours : 2 fr. 50 ; franco par la poste : 2 fr. 75.

Maux de tête

TRAITEMENT ORDINAIRE. — Les maux de tête proviennent presque toujours de l'estomac ; aussi c'est

en soignant l'estomac que l'on guérit la tête. Infusion de serpolet, un verre d'eau fraîche avec
quelques gouttes de bon vinaigre, etc.

Quand le mal ne provient pas de l'estomac, on le
calme en faisant une application d'eau sédative sur
le front, ou bien en partageant un citron en deux
et en appliquant une moitié sur la tempe droite et
l'autre moitié sur la gauche. On maintient le tout
avec un foulard pendant dix à quinze minutes.

TRAITEMENT SPÉCIAL. — Boire une bonne tasse de
Thé digestif Peyronnet et frictionner le front et le
pourtour des oreilles avec le *Calme douleurs japonais*. Prix : 2 fr. 50; franco : 2 fr. 75.

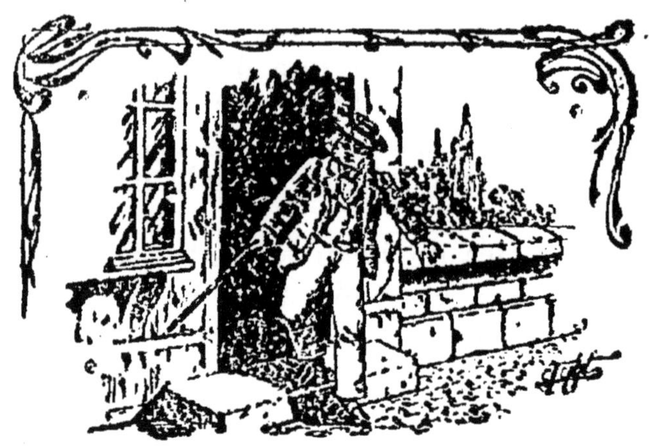

Maux d'yeux.

Contre tous les maux d'yeux, en général, nos ancêtres employaient le grand plantain (vulgairement
appelé : plantain des oiseaux, queue de rat, herbe
des cinq côtes).

On en prend un gros paquet (racines, tiges, feuilles toute la plante), et, après l'avoir bien lavé, on

le fait bien bouillir pendant une demi-heure, dans un litre de vin rouge ou blanc.

D'un autre côté, on fait bouillir pendant cinq minutes, dans un demi-litre, une bonne poignée de feuilles de roses. Ajoutez une bonne cuillerée à café de sel de cuisine.

Après avoir passé ces deux tisanes, on les mélange ensemble et on a l'*Eau divine* pour les yeux. Un litre environ. Tenir la bouteille bien fermée.

Pendant 6 à 8 jours, soir et matin, avant de se coucher et au saut du lit, faire tiédir quatre cuillerées à bouche de cette tisane, la mettre dans un verre ordinaire et l'appliquer sur l'œil malade, puis bien bassiner, c'est-à-dire remuer vivement la tête dans tous les sens, pour que l'œil, que l'on tient le plus possible ouvert, soit bien lavé pendant 4 à 5 minutes. Au bout de 6 à 8 jours, guérison.

Migraine

TRAITEMENT ORDINAIRE. — Un verre de café noir très fort dans lequel on ajoute le jus d'un citron et que l'on boira par petites gorgées donne, ordinairement, de bons résultats.

Il y en a même qui se trouvent fort bien d'une infusion de tilleul (2 gr. pour un litre) avec de la bonne fleur d'oranger, prise de la même manière.

D'autres prennent cinq grammes de poudre de racines de valériane, la dissimulent dans un peu de miel et l'avalent. J'ai connu des personnes qui préféraient cela aux cachets d'antipyrine et disaient e obtenir un meilleur résultat.

Pour quelques personnes, l'antipyrine est un bon remède un cachet d'un gramme suffit · habituellement à faire disparaître l'accès. Mais il ne faut pas en abuser : ne jamais dépasser six cachets dans les vingt-quatre heures sans le consentement de votre médecin.

Un remède nouveau et qui donne des résultats merveilleux, puisqu'il coupe l'accès de la migraine en un quart d'heure, consiste à prendre toutes les cinq minutes une bonne prise de poudre de nielle (plante qui pousse dans les blés). On prend pour cela des graines de cette plante et, après les avoir réduites en poudre, on s'en sert comme du tabac priser.

TRAITEMENT SPÉCIAL. — Nous ne saurions trop recommander aux personnes sujettes à la migraine de lire ce que nous disons à la dernière page de cette brochure au sujet du *Calme-Douleurs Japonais*.

Nous les engageons vivement à se le procurer, car avec une simple friction sur le front, les tempes et le pourtour des oreilles, en moins de trente secondes il domine vos sensations, il stupéfie la douleur par des sensations contraires et l'accès cesse.

Névralgies

Douleur suivant le trajet d'un nerf, continue et paroxistique, avec des points fixes, accompagnée de divers troubles, quoique sans altération des tissus nerveux.

Si elles sont fasciales, s'assurer qu'elles ne sont pas occasionnées par une dent cariée, et alors faire soigner la dent par un dentiste. Pour calmer la douleur, se servir du *Calme-Douleurs Japonais* ; c'est le meilleur de tous les spécifiques connus. Prix : 2 fr. Franco 2 fr 75.

Panaris, tourniole, mal blano, mal d'aventure, furoncle

Le panaris est une tumeur qui se développe sur le doigt, il se manifeste par une douleur vive accompagnée d'une démangeaison et d'un gonflement rosé et luisant, qui est bientôt suivi d'un soulèvement de la peau et d'une humeur sanguinolente.

Il faut, de suite, retirer les bagues du doigt, sans cela, le doigt tomberait en gangrène

Au début, tâcher de faire avorter le panaris, pou . cela, bien souvent il suffit de prendre un œuf de poule frais, couper le bout de l'œuf, y enfoncer le doigt malade et attacher le tout avec un foulard, l'œuf est cuit en quelques heures par la douleur qui cesse bientôt, et le panaris n'a pas de suite.

Ordinairement, la douleur cesse en quelques minutes en trempant le doigt malade dans l'alcool camphré.

Un remède bien populaire dans les campagnes consiste à couper une grosse figue sèche en deux, la faire tremper dix minutes dans du lait tiède, et l'appliquer, côté chair, sur la partie malade ; l'effet maturatif ne se fait pas attendre, et en continuant quelques jours ce traitement, le panaris disparaît sans laisser de traces.

AUTRE. — Mettre une sangsue à deux doigts de distance du panaris ou furoncle et bien faire couler le sang après.

AUTRE. — Piler de l'herbe de millefeuilles, en faire une pommade avec de la graisse douce et du camphre et en appliquer un cataplasme sur le panaris. Au bout de dix à douze jours, quand on le défait, le panaris sort comme un fil de laine de 40 à 50 centimètres de long. C'est le plus sûr remède.

AUTRE. — Faire tremper, pendant deux heures dans de l'eau-de-vie très forte, un cigare de dix centimes. Bien envelopper la partie souffrante avec les feuilles du cigare. Soulagement instantané, guérison en peu de jours.

Pertes blanches, flueurs blanches

Il n'est pas de maladie qui fatigue plus la santé des femmes que les flueurs blanches; les fonctions digestives sont troublées, il en résulte de la faiblesse dans les membres, de la pâleur, les yeux sont fatigués, la tête est pesante; la malade a enfin une lassitude générale.

TRAITEMENT ORDINAIRE. — Éviter la constipation; pour cela on prendra, de temps en temps, 1 ou 2 grammes de rhubarbe; injections toniques, matin et soir, avec de la poudre d'alun (10 gr.) ou de l'écorce de chêne, (une poignée pour un litre d'eau) laisser bouillir cinq minutes, et la prendre froide.

Pour favoriser les règles et supprimer les douleurs des premiers moments, on n'a qu'à boire une tisane de bourse à pasteur ou d'armoise (et si c'est possible, des deux herbes ensemble) ; puis prendre à jeun un bain de pied avec du serpolet.

Ce même remède est aussi très vanté pour arrêter les pertes blanches ou sanguines.

Toutefois, le meilleur remède connu pour couper les pertes est le suivant :

Le soir, avant de vous mettre au lit, faites bouillir un verre de lait, mélangez-y 10 gouttes d'essence de lavande et faites une injection. Faites-en autant le lendemain, et la guérison sera radicale.

A défaut d'essence de lavande, on peut la remplacer par 5 à 6 gouttes de laudanum. (Se servir du laudanum avec beaucoup de prudence, car c'est un poison.)

TRAITEMENT SPÉCIAL. — Ne pas oublier que les pertes et flueurs blanches proviennent de la faiblesse. Il faut donc fortifier la malade pour que la guérison devienne complète et définitive.

Pour cela, lui donner un verre d'*Apéritif Peyronnet* avant chaque repas, une tasse de *Thé digestif* après les deux principaux repas ; dans la journée, de temps à autre, un verre de *Tonique Peyronnet* ; enfin trois fois par semaine, une dose de *Thé des Chartreux*. Prix de chaque boîte : 2 fr. 50 ; franco : 2 fr. 75.

L. PEYRONNET, 32, rue Crémieux, Paris.

Purgatifs.

TRAITEMENT ORDINAIRE. — Dans presque toutes es maladie la liberté du ventre est indispensable pour obtenir une amélioration ; se purger fait toujours du bien et jamais de mal.

1° PURGATIF POUR LES ENFANTS (de 1 mois à 15 mois) : Rien de mieux que de sucrer leur lait avec du bon miel.

On peut aussi leur donner, de temps à autre, une bonnecuillerée à bouche de bonne huile d'olive.

Un lavement d'huile d'olive (ou de foie de morue s'ils ont des vers) les soulage en quelques minutes, l'huile doit être légèrement tiède.

De 15 mois à 10 ans, on peut employer les mêmes purgatifs que pour les grandes personnes, en ayant soin de proportionner la dose à l'âge.

2° Pour les grandes personnes : Le meilleur de tous les purgatifs connus, ne donnant ni tranchées, ni malaise, ni inflammation, est le suivant : feuilles de frêne, une bonne poignée (fraîches ou sèches, mais bien conservées) ; les faire bouillir 10 minutes dans un demi-litre d'eau, passer la tisane, ajouter une cuillerée d'huile d'olive et le jus d'un citron, boire le tout à jeun et prendre, une demi-heure après, un bouillon d'herbes (de préférence des feuilles de chicorée sauvage, eau et huile d'olive). Ce purgatif est rafraîchissant et hygiénique.

Autre. — Trois grammes de poudre de rhubarbe délayée dans un bol de bouillon d'herbes.

Traitement spécial. — Pour les personnes qui ne veulent pas perdre de temps et se déranger nous avons préparé un mélange de plantes sous le nom de *Thé des Chartreux*. Prix : 2 fr. 50 ; franco 2 fr. 75, la boîte suffisante pour dix fois, avec l'instruction détaillée.

Ce laxatif réussit toujours à débarrasser le corps de toutes les impuretés sans donner des tranchées ni produire de l'inflammation.

Très agréable à boire, il peut être donné même aux enfants.

Ces plantes étant bien sèches et bien mondées, on peut les conserver indéfiniment à la condition de tenir la boîte bien fermée et dans un endroit sec.

L. Peyronnet, 32, rue Crémieux.

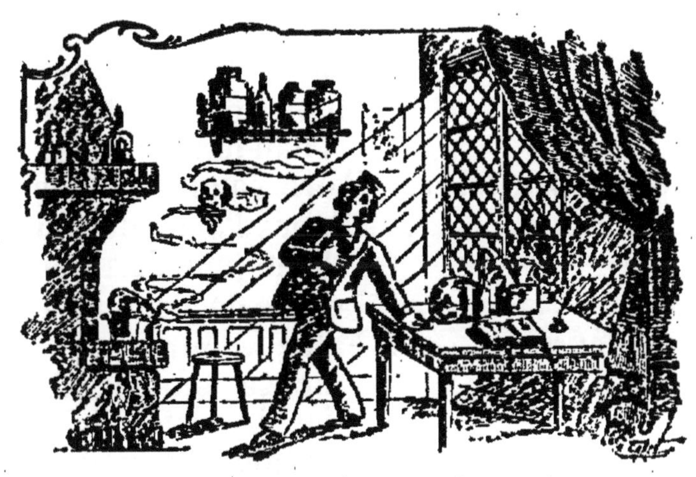

Tableau des poisons.
par ordre alphabétique
ET DES CONTREPOISONS QUI DOIVENT ÊTRE ADMINISTRÉS

POISONS	CONTREPOISONS
Acides	Eau magnésienne ou eau de savon en abondance.
Acide prussique	Faire des compresses d'eau chlorée.
Antimoniaux	Tannin, décoction concentrée de noix de galle, de quinquina, d'écorce de chêne.
Arsenicaux	Faire vomir; hydrate de peroxyde de fer délayé dans de l'eau sucrée, puis magnésie.
Belladone	Faire vomir ; café, vin.
Brome	Légère décoction d'amidon.
Cantharides	Eau de graine de lin en quantité, bains prolongés, potions camphrées, injections mucilagineuses dans la vessie

Champignons .... Faire vomir ; décoction de noix de galle, eau vinaigrée.

Chlore .... Blancs d'œufs dissous dans l'eau (une dizaine).

Ciguë et Digitale ... Faire vomir ; café, vin.

Eau de Javel .... Blancs d'œufs dissous dans l'eau (une dizaine).

Iode .... Légère décoction d'amidon.

Mercuriaux .... Faire vomir ; eau albumineuse ou persulfure de fer hydraté, qui est un antidote de la plupart des poisons métalliques.

Nitrate d'argent .... Eau salée en abondance (sel marin).

Opium et ses composés, laudanum, etc. ... Décoction concentrée de noix de galle, puis une forte infusion de café et exercices le plus possible.

Phosphore .... Faire vomir ; puis magnésie calcinée en quantité.

Sels de plomb .... Sulfate de potasse, de soude, de magnésie.

Sulfate de quinine .. Vins généreux, café.

Sulfate de zinc ..... Lait en abondance.

Stramoine .... Faire vomir ; café, vin.

Strychnine .... Insufflation d'air dans les poumons pour éviter l'asphyxie ; décoction de quinquina.

Vert-de-gris .... Faire vomir ; eau albumineuse ou mieux persulfure de fer hydraté.

Premiers secours contre un poison inconnu

1° Pour faire évacuer le poison, on aura recours aux vomitifs (émétique, ipécacuanha), qui devront être administrés le plus rapidement possible.

A défaut de vomitifs, on peut provoquer les vomissements en donnant beaucoup d'eau tiède et en enfonçant les doigts dans la bouche.

Quelquefois les vomitifs sont causés par le poison, dans ce cas on les facilite par l'administration de l'eau tiède.

Lorsque l'estomac a été débarrassé par les vomitifs, on débarrassera l'intestin par un purgatif; pour cela, on donnera au malade deux ou trois cuillerées à bouche de magnésie calcinée délayée dans de l'eau sucrée, puis on administrera un lavement purgatif (lavement avec trois cuillerées à bouche de glycérine dans un demi-litre d'eau ou huile d'olive et eau).

2° Comme contrepoison, en l'absence de tout renseignement, on pourra donner du lait et de l'eau albumineuse qui se prépare de la façon suivante :

Prenez six blancs d'œufs et un litre d'eau, battez les blancs d'œufs avec une petite quantité d'eau, ajoutez le reste de l'eau. On peut encore donner de la magnésie calcinée délayée dans de l'eau sucrée.

Si on n'a pas d'œufs sous la main pour faire l'eau albumineuse, délayer dans de 'eau ou du lait une poignée de farine et administrer au malade.

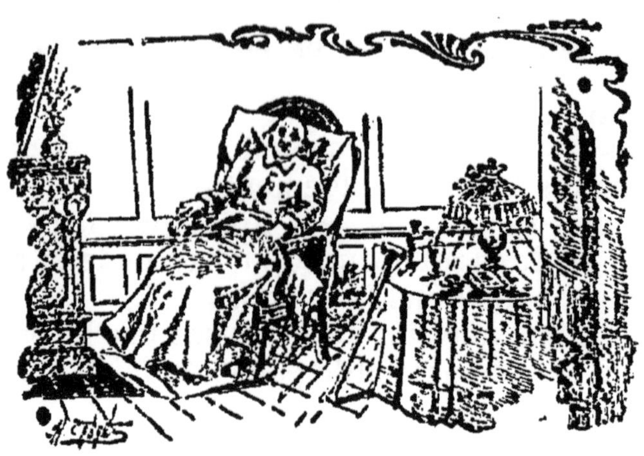

Rhumatismes

TRAITEMENT ORDINAIRE : Avec la recette suivante, on peut en quelques heures, soulager ceux qui sont atteints de ces maladies terribles et en quelques jours les guérir.

Ce traitement est à suivre d'une manière très rigoureuse pendant trois jours de suite.

Le matin, au saut du lit, prendre un léger purgatif (voir *Purgatif*) et suivre les conseils donnés à ce sujet.

Vers les quatre heures du soir, se procurer un kilog de poussière de foin (graines de fourrage, cent herbes), que l'on trouve au fond des crèches des bestiaux.

Commencer à les humecter, un peu avec de l'eau bouillante, puis les appliquer sur la partie souffrante et les y maintenir avec des bandelettes toile.

Cet amalgame ainsi disposé, vous vous asseyez sur une chaise, vous posez les pieds sur un petit banc, vous couvrez bien vos jambes avec une ou deux bonnes couvertures, puis vous placez sous vos jambes un récipient d'eau bouillante que vous maintenez à l'état d'ébullition au moyen d'un réchaud quelconque.

Il faut que cette vapeur mette vos jambes en grande transpiration pendant au moins vingt minutes. Cette vapeur dissout en même temps les propriétés des plantes et les infiltre dans l'organisme par les pores

Agir avec précaution pour ne pas se brûler.

Après l'opération, enlever les herbes, puis bien envelopper les parties malades avec de la laine non lavée ou au moins avec de la bonne flanelle bien propre. Eviter le froid et les courants d'air. Le premier jour on est soulagé et le troisième la guérison est complète. (Voir Tables des matières.)

Traitement spécial : Une boîte de *Thé des Chartreux*, pour en boire un verre tous les trois jours après le repas du soir.

Une boîte de *Thé Peyronnet* pour prendre régulièrement après chaque repas.

Prix de chaque boîte 2 fr. 50 Franco par la poste, 2 fr. 75, L. Peyronnet, 32, rue Crémieux à Paris.

Rhume de Cerveau.

Coupez un citron en deux ; pressez-en la moitié dans le creux de votre main et reniflez-en fortement le jus ; après avoir éternué, faites-en de même de l'autre moitié.

On guérit ainsi le rhume de cerveau et on prévient presque toujours l'érysipèle et le rhume de poitrine.

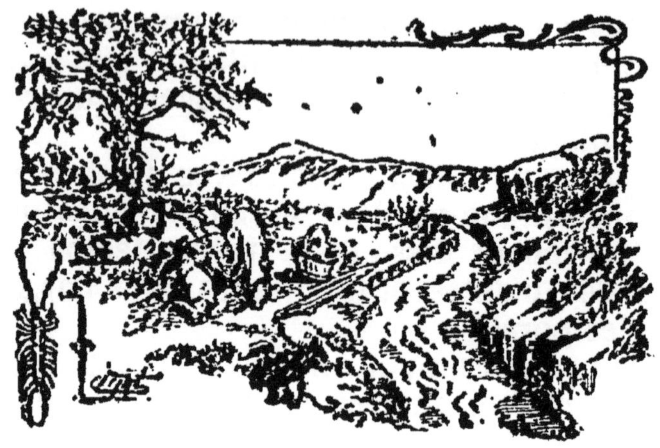

Sommeil

Voir *Cauchemars*.

Ne pas oublier que la cause principale de l'insomnie c'est la mauvaise digestion.

Employer le *Thé des Chartreux*, le soir, une fois par semaine; le *Thé Peyronnet*, tous les jours après chaque repas.

Prix de chaque boîte avec instruction : 2 fr. 75 franco par la poste; mandat ou timbres à L. PEYRONNET, 32, rue Crémieux, à Paris.

Vers des Enfants.

Les vers que l'on rencontre le plus fréquemment chez les enfants sont :

1° Les Oxyures, tout petits vers dont la longueur est à peine de 1 centimètre;

2° L'Ascaride lombricole, qui est moins fréquent; ce dernier a quelque ressemblance avec les vers de terre. Les vers se rencontrent non-seulement chez les enfants, mais encore chez les grandes personnes.

Les signes qui dénotent leur présence sont assez peu caractéristiques ; c'est l'examen attentif qui donnera les renseignements les plus certains à ce sujet. Cependant, on observe quelquefois chez les personnes qui ont des vers un cercle bleuâtre autour des paupières, des démangeaisons au nez et à l'anus, de la pâleur, de l'amaigrissement, l'haleine est fétide, aigre, etc.

Comme la présence de ces parasites peut occasionner des accidents assez sérieux, il faut les faire disparaître le plus tôt possible. Voici quelques moyens :

Prendre dans un verre ordinaire deux cuillerées à bouche d'eau fraîche, un petit morceau de sucre et le jus d'un citron. Remuer le tout ensemble, on obtient une limonade délicieuse que tous les enfants boivent avec plaisir, soit au biberon, avec une cuillère à café ou même avec un verre.

On leur donne cette limonade à jeun.

Autre. — Cinq grammes de poudre de tanaisie que l'on fait macérer douze heures dans un litre d'eau, deux cuillerées à bouche toutes les deux heures pendant la journée.

Traitement spécial. — Mères de famille, je vous en conjure, au nom de l'humanité, ne laissez pas mourir vos enfants ! Ayez toujours chez vous le *Vermifuge Peyronnet*, le sauveur de vos chers bébés. Une toute petite tisane de ces plantes, et vingt minutes après les vers sont évacués, sans douleurs, sans coliques.

Cette tisane est prise par les enfants, même les plus délicats.

Prix de la boîte de plantes *Vermifuge Peyronnel :* 2 fr. 50; franco, 2 fr. 75. Une boîte suffit pour une année.

L. Peyronnet,, 32, rue Crémieux, Paris.

Vices du sang

Tout le monde sait que la base de la santé prospère et florissante repose uniquement sur la purification du sang bien faite et bien ordonnée.

Purifier le sang de toutes les aigreurs, des altérations particulières à chaque maladie, des altérations spéciales aux individus, et des altérations transmises par héritage ou causées par l'âge, le sexe et la constitution, voilà ce qui donne la force et la vie.

En effet, la constitution régulière, la véritable vie dépend de la force, de la richesse et de la *pureté du sang.* Després disait à juste titre : « On transmet aux enfants, avec la vie, un sang *faible* ou *vigoureux*, dont la pureté est la résultante du ferment vital, paternel ou maternel. »

Certes, c'est un cas très utile à noter que la transmission des parents aux enfants de l'altération du sang. En effet, de la pureté du sang dépend la *force vitale* de l'homme et de la femme, et de la vigueur des parents résultent la force et la vie des enfants.

Le rhumatisme, la goutte, la gravelle, la chorée, l'épilepsie, la folie, la syphilis, la phtisie, passent dans le sang pour reproduire la phtisie, la folie, l'épilepsie, la chorée, la gravelle et les rhumatismes, etc.

Dans toutes les maladies, il faut toujours cher-

CINQUIÈME PARTIE

RECETTES UTILES

Destruction des limaces

Un lecteur m'écrit que son jardin est envahi par des limaces.

Elles ne sont pas très dangereuses, ces grosses limaces, parce qu'on les aperçoit facilement et qu'il est commode de les détruire. Néanmoins, il est un système pour ne pas être obligé de leur faire la chasse. Il suffit d'entourer les carrés du potager d'une bordure de sciure de bois ; jamais les limaces, même les plus audacieuses, ne parviendront à franchir ce rempart, cependant si mince.

Pour détruire les vers des champs et des jardins

Arroser avec de l'eau fortement salée, ou mieux encore avec de la tisane de feuilles de noyer. Dans ce dernier cas, il sortent tous sur la terre et crèvent ; si l'on veut les conserver, il suffit de les mettre dans l'eau fraîche.

Moyen de faire de la glace en été

Voici un moyen très simple qui réussit toujours

Prenez un vase cylindrique en grès, dans lequel vous verserez 100 grammes d'acide sulfurique et 50 grammes d'eau, ajoutez-y 300 grammes de sulfate de soude en poudre ; au milieu de ce mélange placez un petit vase contenant l'eau que vous voulez transformer en glace, couvrez le vase et remuez doucement le tout. Au bout de quelques minutes l'eau du petit vase sera convertie en glace. Vous pouvez vous servir du même mélange pour obtenir un deuxième bloc de glace et souvent un troisième.

Cette opération doit se faire dans un endroit frais.

La chasse aux moustiques

Prendre un morceau de camphre, de la grosseur d'une noix, et le faire évaporer en le plaçant sur une plaque de métal, au-dessus d'une lampe, mais en ayant soin qu'il ne brûle pas : les vapeurs remplissent la chambre et chassent les moustiques, qui ne reviennent pas, même si la fenêtre est ouverte.

Conservation des citrons

Nous devons à la bienveillance de M. Thisse, pharmacien, à Hénin-Liétard, un procédé qui permet de conserver les citrons pendant trois et quatre mois et qui consiste tout simplement à es tenir plongés dans une cuvette d'eau ordinaire.

Ce procédé nous a donné entière satisfaction. Pour ceux qui en font de grandes provisions, nous conseillons de les acheter à un état de maturité peu avancé,

Nettoyage des gants

Un excellent moyen de nettoyer les gants de peau d'agneau ou de chevreau consiste à les frotter avec un morceau de flanelle trempée dans un mélange liquide de lait et de carbonate de soude. On es essuie ensuite avec un morceau de flanelle sèche. Inutile de dire que pour faciliter l'opération les gants doivent être tendus sur les doigts.

AUTRE PROCÉDÉ POUR LE NETTOYAGE DES GANTS

On emploie la solution suivante :

    Lait.................. 1.000 grammes
    Carbonate de soude.   5   —

Frottez-en légèrement les gants à nettoyer ou bien faites la pâte suivante, très connue à Paris :

    Savon en poudre ...... 250 grammes
    Ammoniaque..........   10   —
    Eau de Javel 165   —
    Eau de pluie 155   —

En prendre sur un chiffon de flanelle et frotter le gant.

Boire frais sans glace

Je ne connais rien de meilleur pendant l'été que de boire frais, à condition de n'en pas abuser. Je ne suis point partisan de la glace mise dans le verre à table ; la glace est, paraît-il, un des meilleurs véhicules de MM. les microbes ; or, il en existe de tant de sortes et de tant de varités, qu'il est bon de prendre quelques précautions pour éviter leurs visites.

Il est si facile de rafraîchir l'eau et le vin que l'on veut boire, pour cela, même pas besoin de glace, à la campagne, du reste, on s'en procurerait difficilement.

Mettez tout simplement dans votre seau, à rafraîchir · 100 grammes de sulfate de soude et 45 d'acide nitrique, remplissez d'eau et placez dans ce mélange vos bouteilles, dont le contenu ne tardera pas à devenir très frais.

Contre les mouches

Pour éloigner les mouches des animaux, il suffit de faire bouillir pendant cinq minutes une bonne poignée de feuilles de laurier dans un kilo de saindoux. Vous frottez le corps du cheval, du mulet, etc., pas une mouche ne l'approchera de la journée. Vous pouvez également laver les chevaux avec une éponge enduite d'une infusion de marrube noir ou encore de morelle, d'absinthe, de chicorée sauvage ou mieux encore de feuilles de noyer.

Préservatif contre les mouches

La décoction de feuilles de noyer est un préservatif contre les mouches, en été, qui font le tourment des chevaux. Il suffit, pour éloigner ces insectes, de laver les chevaux avec de l'eau saturée du suc caustique et fort odorant du noyer. Ce moyen est employé avec grand succès en Angleterre.

Mouches et chevaux

Pour empêcher les chevaux d'être martyrisés par les mouches et les taons, M. le comte de Saint-Marsault donne dans le *Cosmos*, la recette suivante : Faire bouillir pendant cinq minutes une bonne poignée de feuilles de laurier dans un kilogramme de saindoux. Il suffit de graisser un

chiffon de drap avec ce saindoux et de frotter dans
e sens du poil le corps du cheval ou du bœuf, au
moment de le mener au travail.

« Depuis longtemps, dit-il, j'emploie ce moyen à
l'avantage de mes chevaux de labour qui exécutent
tranquillement leurs deux séances de travail. Si je
monte en voiture, mon cheval est frotté avant
d'être harnaché; pas un taon, pas une mouche
n'ose le piquer. »

On rapporte du reste, qu'à Strasbourg les bou-
chers graissent tous les matins les murailles autour
de toutes les portes et fenêtres de leur étal et que
pas une mouche n'ose pénétrer.

Moyen pour conserver les châtaignes fraîches
pendant un an et plus

Pour conserver la fraîcheur aux châtaignes, il
suffit de les placer, en novembre ou décembre,
dans des vases clos et d'enfouir ces vases dans un
as de terre sablonneuse et sèche.

La *Science Pratique* indique cet autre moyen :
remplir d'eau froide de grands cuviers et y verser
les châtaignes à mesure qu'on les ramasse ; après
un trempage de 15 à 20 heures, on les retire et on
les met à égouter à l'ombre ; quand elles sont bien
essuyées, on les place, lit par lit, dans du sable
sec. On réussit par ce moyen à avoir des châtaignes fraîches pendant la plus grande partie de
l'année.

Moyen de rendre leur fraîcheur
aux bouquets fanés

Quoi de plus beau que les fleurs dont la nature
est si prodigue ; mais aussi quel chagrin de les
voir se faner aussi vite.

Si vous voulez conserver ces fleurs ou rendre à celles qui sont fanées leur éclat primitif, trempez le bas des tiges dans l'eau bouillante, et, quand la fraîcheur sera revenue, coupez les extrémités qui ont été dans l'eau chaude et replacez le bouquet dans un vase d'eau fraîche.

Procédé pour clarifier l'eau sans filtre

Aux personnes qui ont quelques difficultés à se procurer une eau saine et pure, nous recommandons le procédé suivant : Mettre 10 grammes d'alun (sulfate d'alumine) dans un seau d'eau ; cette quantité suffit pour clarifier les eaux les plus malsaines ; les impuretés se précipitent au fond du récipient et le liquide devient aussitôt cristallin.

Eau de Javel

Dans 40 litres d'eau, faites dissoudre 2 kilos 500 de potasse, passez à travers un linge, ajoutez 725 grammes de manganèse d'Allemagne, 1 kilo de sel de cuisine. Cette eau de Javel perd de ses qualités avec le temps, il faut en faire peu à la fois.

L'eau sédative

Mettez une demi-poignée de sel de cuisine dans un demi-verre d'eau, laissez fondre. Quand l'eau est redevenue limpide, versez un petit verre à liqueur plein d'ammoniaque dans un litre d'eau, puis ajoutez un quart de verre à liqueur d'alcool camphré. Agitez la bouteille et bouchez. Mêlez ensuite un demi-verre d'eau salé, agitez encore et achevez de remplir avec de l'eau ordinaire.

L'eau sédative est très employée en lotion, en

compresses ou frictions, comme excitante, révulsive, rubéfiante.

On peut toujours diminuer son énergie, en la coupant avec de l'eau, quand il s'agit de l'employer sur des personnes ayant la peau fine et délicate.

Préservation des grains contre les souris

Il y a quelques années, un agriculteur des Hébrides, ayant souffert considérablement de dommages causés par les souris, mit au fond et au haut de chaque sac, vers le centre, trois ou quatre tiges de menthe sauvage en plaçant les feuilles par dessus. Il n'eut jamais, depuis, à essuyer de perte de grains. Il tenta la même expérience avec le fromage et d'autres aliments dont il avait une provision et qui étaient dévastés par les souris; il mit quelques feuilles vertes ou sèches sur les articles qu'il voulait conserver, et cela réussit admirablement. On peut remplacer la menthe par la camomille sauvage.

Chevaux couronnés

Lorsqu'un cheval est couronné, c'est-à-dire entamé aux genoux jusqu'à l'os, il n'y a pas d'espoir de le guérir assez complètement pour qu'on ne voit pas trace de cicatrice. Par contre si l'entaille n'est pas trop profonde, on peut procéder de la façon suivante pour la guérison absolue : laver la plaie abondamment avec de l'eau fraîche, mais sans y toucher, afin d'enlever toute la trace de terre ou autres saletés; ensuite on tamponne la plaie pour la sécher, puis on applique immédiatement dessus du coton cardé que l'on fixe avec une bande de flanelle.

Après 4 ou 5 jours seulement, on enlève l'appareil en se gardant d'arracher le coton collé sur la plaie. On replace du coton propre sur la plaie, et on bande comme la première fois. On peut répéter encore une fois la même opération et finalement la croûte tombe et peu à peu la cicatrice disparaît tout à fait en lavant avec la tisane de sauge.

Tranchée des chevaux

1 litre de thé ou de café; 1 litre de vin blanc; 1/4 de litre d'huile d'olive, 1/4 de kilo de sucre.

Bien mélanger le tout ensemble et donner à boire. Guérison en une demi heure.

Moyen d'empêcher
les poules de manger les raisins

Les poules ne respectent rien. Avez-vous devant votre habitation ou avoisinant votre cour, une treille que vous soignez particulièrement, vous voyez arriver avec plaisir l'époque où vous pourrez recueillir le fruit de tant de peine, lorsqu'un beau matin vous êtes tout surpris de ne trouver que ce que votre basse-cour aura bien voulu vous laisser.

Furieux, vous jurez d'exterminer poules et canards. Inutile, cela ne remédiera à rien; seulement à l'avenir, lorsque les raisins seront en fleurs, mettez-en quelques grappes dans l'eau destinée aux volailles; elles auront alors un tel dégoût du raisin qu'elles n'y toucheront pas lorsqu'il sera mûr.

Nous donnons, avec beaucoup de plaisir, cette recette aux amateurs de la treille familiale.

Les faux billets de banque

L'*Horloger-Bijoutier Français* indique un moyen

peu connu de s'assurer si un billet de banque est faux ou vrai ; on promène, en appuyant légère ment, une pièce d'argent quelconque sur le verso d'un billet dans la partie blanche. Si le billet est vrai, le trait fait par la pièce devient instantanément noir comme si on avait tracé un coup de crayon, surtout si on mouille. Au contraire, sur un billet faux, la marque faite par le frottement de la pièce ne sera que luisant, comme si on avait frotté sur du papier blanc ordinaire.

Pour éteindre le pétrole

Quand une lampe à pétrole vient à tomber et que le feu menace de prendre aux objets environnants, gardez-vous bien d'essayer d'y jeter de l'eau pour 'éteindre, car vous obtiendrez le résultat contraire.

Mais jetez vite du lait sur le pétrole enflammé et immédiatement le feu cessera.

On obtient le même résultat avec de la cendre ou du sable.

Puces, punaises et cafards

Si vous voulez être préservé des puces et des punaises, ayez soin de mettre dans tout votre lit des feuilles de noyer et de menthe. L'odeur les éloigne bien vite.

Un insecticide qui donne des résultats merveilleux, ne coûte pas cher et ne présente aucun inconvénient est celui-ci :

Dans un litre de pétrole ordinaire ajoutez pour cinquante centimes d'essence de lavande (ou huile d'aspic) que vous achèterez chez le pharmacien ou chez le droguiste.

Agitez bien pour que le mélange soit complet ;

puis avec un morceau d'étoffe, ou mieux, avec un pinceau, badigeonnez bien vos lits, et vos meubles; humectez légèrement tous les endroits, fréquentés par les insectes et fermez bien les portes et les fenêtres pendant quatre à cinq heures.

Au bout de ce temps, votre appartement est parfumé à l'essence de lavande et tous les insectes nuisibles sont détruits.

Dix bonnes choses pour les ménagères

1. Le *sel* fait tourner le lait; par conséquent, en préparant des bouillies ou des sauces, il est bon de ne l'ajouter qu'à la fin de la préparation,

2. L'*eau bouillante* enlève la plupart des taches de fruits, versez l'eau bouillante sur la tache, comme au travers d'une passoire, afin de ne pas mouiller plus d'étoffe qu'il n'est nécessaire.

3. *Le jus de tomates* mûres enlève l'encre et les taches de rouille du linge et des mains.

4. Une cuillerée à soupe d'*essence de térében-thine*, ajoutée à la lessive, aide puissamment à blanchir le linge.

5. L'*amidon* bouilli est beaucoup amélioré par l'addition d'un peu de gomme arabique ou de blanc de baleine.

6. La *cire jaune* et le *sel* rendront propre et poli comme du verre le plus rouillé des fers à repasser. Enveloppez un morceau de cire dans un chiffon et, quand le fer sera chaud, frottez-le d'abord avec cette espèce de tampon, puis avec un papier saupoudré de sel.

7. Une solution d'*onguent mercuriel*, dans la même quantité de pétrole, constitue le meilleur

remède contre les punaises, à appliquer sur les bois du lit ou contre les boiseries d'une chambre.

8. Le *pétrole* assouplit le cuir des souliers et des chaussures durcis par l'humidité, et le rend aussi flexible et mou que lorsqu'il était neuf.

Ne pas faire souvent cette opération car le cuir serait détruit.

9. Le *pétrole* fait briller comme de l'argent les ustensiles en étain; il suffit d'en verser sur un chiffon de laine et de frotter le métal avec. Le pétrole enlève aussi les taches sur les meubles vernis.

10. L'*eau de pluie froide* et un peu de *soude* enlèvent la graisse de toutes les étoffes qui peuvent se laver.

Huile (moyen de l'empêcher de rancir)

Mettre l'huile dans des bouteilles ordinaires et finir d'emplir avec de l'eau de vie qui devra occuper cinq centimètres de hauteur dans le col. Boucher ensuite hermétiquement.

Préservation des légumes

Pour préserver les légumes en général contre tous les insectes (chenilles, limaces, limaçons, etc.), voici un procédé très bizarre, mais qui réussit fort bien : quand vous semez ou plantez vos légumes ayez soin de planter de part en part (soit tous trois mètres environ) des bâtons de 1 mètre 25 à 1 mètre 40 de long, au bout desquels vous mettrez des coquilles d'œufs de poule. C'est comme un paratonnerre contre les insectes.

Pour transformer le Vin en Vinaigre

L'additionner d'un peu de ferment, levain de bière ou levain de pâte, en l'agitant, en le tenant découvert à la température de 25 à 35 degrés, et enfin en le passant sur des copeaux de hêtre.

Pour détruire les Chenilles

Pour délivrer les arbres fruitiers des chenilles, on nous signale le procédé suivant comme infaillible :

Imbiber de soufre fondu un petit peloton de guenilles ou d'étoupes, fixer cet objet au bout d'une perche, y mettre le feu, puis promener la perche sous les branches envahies par les bourses des chenilles. La combustion et l'asphyxie détruisent instantanément toute cette engeance. De plus, en promenant la torche soufrée sur l'écorce du tronc, on peut détruire les larves de beaucoup d'insectes nuisibles.

Destruction des Chenilles du Chou

D'après une expérience faite récemment par les frères Pœrmel, cultivateurs d'une habileté éprouvée, le genêt a la propriété de faire périr les chenilles du chou.

Il en résulte que, pour préserver les choux de ce déplorable parasite, il suffit de placer des branches de genêt vert dans les plans de choux. Un rameau de genêt suffirait pour 3 mètres carrés.

Puces des Chiens

Pour débarrasser vos chiens des puces qui font élection de domicile dans leur poil, lavez de temps en temps avec de l'eau contenant un centième environ d'acide phénique, un dixième d'alcool ; ce moyen est souverain.

De plus, vous éviterez ainsi à vos chiens les maladies de peau, fréquentes chez ces animaux.

Destruction des Rats

On étend sur une assiette du plâtre en poudre très fine, que l'on saupoudre de farine, de façon à le recouvrir d'une légère couche. A peu de distance on place une seconde assiette contenant de l'eau. Les rats et souris, attirés par la farine, absorbent en même temps un peu de plâtre, et, s'ils boivent, ce qui est fort probable, le plâtre se gonflera et les étouffera. (Voir la Table des Matières pour notre article : *Mort aux Rongeurs*). Prix 2 fr. 25 franco.

Pour parfumer le Papier à lettres et les Enveloppes

Imbiber plusieurs feuilles de papier buvard du parfum préféré, laisser sécher et les placer ensuite entre les cahiers de papier et les enveloppes.

Le Pétrole comme Insecticide

Il est des insectes, comme le puceron lanigère du pommier, qui sont protégés contre les liquides insecticides par une couche cireuse impénétrable par l'eau. Mais cet enduit protecteur est rapidement dissous si on arrive à incorporer au liquide insecticide une quantité infinitésimale de pétrole. L'insecte atteint ne tarde pas à périr, et l'emploi du pétrole, extrêmement dilué en émulsion dans l'eau, peut devenir une substance d'autant plus précieuse qu'elle est d'une efficacité remarquable, d'un prix très réduit et d'un emploi sans danger pour les plantes qu'il s'agit de sauvegarder.

Voici une recette recommandée pour la préparation du pétrole émulsionné; elle peut être employée en pulvérisation sur le feuillage des plantes, en application au pinceau et à l'éponge, où elle triomphe des parasites végétaux les plus tenaces:

Dans 100 grammes d'eau tiède, faire dissoudre 100 grammes de savon noir en pâte. Dans cette première solution, verser goutte à goutte 100 grammes de pétrole en même temps qu'on agite vivement le mélange avec un balai de fil de fer. Ce procédé est absolument analogue à celui qu'emploient les ménagères pour faire les mayonnaises. L'émulsion obtenue peut ensuite être employée avec 50 fois son volume d'eau et quelquefois d'avantage. Si au lieu d'eau on y ajoute une solution nicotée, telle que celle que l'on obtient par l'emploi des jus de tabacs cédés par les manufactures de l'Etat, on constitue l'insecticide le plus apte à être employé en horticulture.

Pour détruire les moustiques

Il n'y a qu'à verser, tous les quinze jours, un peu de pétrole dans les mares, les étangs, les citernes, en un mot dans toutes les eaux stagnantes ou leurs larves peuvent se développer.

Destructions des fourmis dans les arbres fruits, plantes

Il y a un remède bien simple et surtout peu coûteux. Il consiste tout bonnement à mettre dans une petite soucoupe ou autre ustensile concave, environ 50 grammes de cassonnade ordinaire dans laquelle on incorpore de l'essence de térébenthine. On donne à ce mélange la consistance d'une pâte peu épaisse, et l'on dépose ensuite ces soucoupes dans les endroits envahis, dans les plates-bandes ou au pied des arbres attaqués.

Les fourmis, très friandes et d'un odorat très subtil, viennent en rangs serrés pour dévorer le sucre, mais comme en même temps elles ont absorbé l'essence de térébenthine, elles ne tarderont pas à se tordre dans des convulsions et à expirer.

Pour éloigner les fourmis des arbres fruitiers, on donne au tronc une couche circulaire de quelques centimètres de largeur d'huile de chanvre mélangée à de la suie de cheminée. Quand on répand de la sciure de bois sous les arbres, les fourmis n'en approchent pas.

Pour détruire les fourmis, aussi bien dans les appartements que dans les champs, il suffit de semer dans les endroits qu'elles fréquentent, du marc de café (le résidu du café que l'on jette), les fourmis le mangent avec délice t c'est un poison violent pour elles.

Pour nettoyer les cartes à jouer

Prenez du pétrole et des jaunes d'œufs en parties égales (autant de l'un que de l'autre), battez bien le tout ensemble, puis lavez avec cela les cartes à l'aide d'un morceau de flanelle et faites-les sécher de suite.

Un moyen de conserver la fraîcheur aux fleurs coupées

Mettez la tige de vos fleurs fraîchement coupées dans un vase où vous aurez eu soin de verser cinq grammes de sel ammoniac par litre d'eau et vous les conserverez au moins quinze jours dans leur première fraîcheur.

Pour conserver l'éclat des armes

On frotte les armes avec de la mœlle de cerf, ou bien on détrempe de l'alun de roche dans du vinaigre (le plus fort possible), l'on passe partout avec un chiffon de laine et on les essuie légèrement.

Nettoyage du cuivre et de l'argent

Pour faire ce nettoyage, n'achetez jamais de l'eau de cuivre qui est un poison violent dont il faut se méfier. Voici un procédé plus simple et plus économique : il suffit seulement de les frotter avec des feuilles d'oseille.

Le même procédé se recommande aux ménagères qui veulent blanchir leur argenterie noircie par les œufs ou par un usage quelque peu prolongé. L'eau ayant servi à faire cuire des pommes de terre est également très bonne pour ces nettoyages.

Fruits et pommes de terre gelés

Pour utiliser les fruits gelés, il suffit de les faire tremper dans l'eau fraîche, et non dans l'eau chaude, comme on le fait communément. Pour mieux réussir, mélanger un peu de se   ans l'eau.

Le même procédé est recommandé pour les pommes de terre par M. Marcel Dupont, professeur départemental de l'Aube, moyennant qu'on les fasse sécher après qu'elles auront été dégelées..

M. Dupont immerge les pommes de terre gelées à plusieurs reprises pendant une heure environ, puis les fait sécher. Bien mieux, il a analysé comparativement deux lots de pommes de terre, les unes saines, les autres gelées, puis dégelées, comme il vient d'être dit, et il a trouvé que celles-ci étaient, à poids égal, les plus riches et les plus nourrissantes.

Cette expérience peut s'étendre à d'autres légumineuses, choux, carottes, etc.

Épouvantail

Un épouvantail très efficace pour préserver la vigne et les arbres à fruits en espalier consiste en deux petits morceaux de miroir à deux faces, que lon suspend à deux petits morceaux de bois flexible pliés en demi-cercle. Le reflet de ces glaces agitées par le vent éloigne les oiseaux.

Le prix modique de cet engin le rend très précieux.

Les mites

Les mites sont le fléau des ménages en été, fourrures et vêtements de laine courent, de leur fait, d'autant plus de dangers que, pendant les beaux jours, on est assez porté à consacrer à toute autre occupation les heures qu'il faudrait employer pour aérer et battre souvent toutes les réserves de l'hiver.

Pour s'épargner cette peine, on emploie des produits variés : poivre, camphre, naphtaline, qui sont en effet assez efficaces, mais qui ont l'inconvénient d'empester armoires et tiroirs. Enfin, sauf le poivre, ce sont des produits que l'on n'a pas toujours sous la main. Voici un moyen fort simple, fort efficace et à la portée de tous, de combattre cet ennemi : il suffit d'envelopper aussi exactement que possible les objets à préserver dans de vieux journaux. L'odeur de l'encre d'imprimerie répugne aux mites, qui vont chercher d'autres proies.

Ces mêmes journaux, après ce service d'été, pourront servir pendant l'hiver à doubler les couvertures trop minces et à chasser la froidure; le papier, on le sait, est la « fourrure du pauvre ». Qui donc dirait que les journaux ne sont bons à rien ?

Piqûres des cousins, moustiques, mouches, etc.

Pour se préserver des piqûres de ces insectes, à la campagne, il est bon de se laver avec de l'eau où l'on a fait bouillir un peu de bois de quassia-amara : moustiques et cousins fuient éperdus.

Pour en préserver les animaux, les bien laver avec le même produit, soit avec une brosse, un pinceau ou une éponge.

Ce secret est d'une très grande importance pour la campagne.

Dans les appartements, pour chasser les mouches et les moustiques, faire brûler quelques copeaux de quassia-amara. Pour toutes les piqûres, en général, nous ne saurions trop recommander le véritable *Calme-Douleurs* dont nous parlons plus loin. C'est un préservatif que l'on devrait tou-

ours avoir dans sa poche. Son action est imméiate; il suffit de le mouiller avec de la salive et
de l'appliquer sur la piqûre.

Autre. — Un autre moyen de préserver les personnes et les animaux des mouches, moustiques,
cousins, etc., consiste à les laver avec une décoction (faire bouillir 10 minutes ensemble) de feuilles
de noyer avec du vinaigre. Un seul lavage suffit
pour les préserver pendant un jour.

Autre. — Le lait auquel on a additionné un peu
de poivre et de sucre empoisonne les mouches qui
en mangent.

Autre. — Lavez les chevaux avec de l'eau dans
laquelle on a dissous un peu de fiel de bœuf ou
d'aloès.

Autre. — Avant d'étriller les chevaux, enduisez
l'étrille de fiel de bœuf. (Voir Table des Matières.)

Autre. — Avec du vinaigre, imbiber toutes les
parties du corps qui peuvent être atteintes; pas
un moustique ne vous touchera.

Désinfectant.

Voici un moyen de désinfection original et peu
coûteux, et qui, depuis plusieurs années, est employé avec succès.

Ce système de désinfection a pour base l'essence
de térébenthine du commerce, un produit qu'il est
facile de se procurer chez tous les épiciers.

Une seule goutte jetée dans les fosses d'aisance
de temps en temps suffit pour faire disparaître
toute mauvaise odeur.

Il en est de même pour le nettoyage des évier
es ruisseaux, quelques gouttes dans un s   ..

d'eau, un lavage et l'assainissement est obtenu.
(Voir Table des Matières : *Désinfectant.*)

Recettes pour faire disparaître les taches.

Taches de graisse. — Pour les étoffes qui ne dé·
teignent pas, un simple lavage au savon noir suffit.
Sur les étoffes à couleurs tendres, le plus sûr
moyen d'effacer toute trace de tache est de frotter
celle-ci très légèrement et jusqu'à ce qu'elle dis·
paraisse complètement, avec de l'éther sulfurique.

Pour les étoffes de soie on tirera les plus grands
avantages du procédé suivant : placer l'étoffe sur
un linge plié en plusieurs doubles, saupoudrer les
taches de poudre de talc, recouvrir le tout d'une
feuille de papier buvard et repasser avec un fer
chaud. Le talc absorbe toute la graisse.

Les taches graisseuses sur les papiers de tentu·
res font souvent le désespoir des ménagères soi·
gneuses. Pour les faire disparaître on pétrit de la
terre à foulon avec une petite quantité d'eau froide,
de façon à en former une pâte assez épaisse que
l'on étend sur la tache et qu'on y laisse pendan
vingt-quatre heures. Dans la plupart des cas la
tache aura disparu après ce temps ; cependant, si
..le était ancienne, il pourrait être nécessaire de
renouveler l'opération.

Taches de rouille et d'encre. — Un lavage avec
une dissolution d'oxalate de potasse constitue un
excellent moyen pour enlever les taches de rouille
et d'encre. On peut également se servir d'une solution à 3 0/0 d'acide oxalique. Cependant il est des
taches qui résistent à ce lavage même répété. On
fait alors bouillir une faible solution d'oxalate de
potasse avec de l'étain métallique, i lse forme un

oxalate d'étain qui est absolument radical contre les taches les plus rebelles.

Taches de fruits. — Sur le linge on les fera disparaître rapidement en les lavant avec de l'eau additionnée d'une petite quantité d'acide chloridrique. Le jus des fruits acides, oranges, citrons, etc., détruit la couleur de certaines étoffes : pour la raviver, i suffit d'imbiber la tache de quelques gouttes d'alcali volatil.

Taches produites par la transpiration. — Ces taches se traitent par un lavage à l'eau acidulée d'acide oxalique. Comme il s'agit souvent d'étoffes délicates, l'opération devra être menée avec beaucoup de précautions.

Taches de vin sur le linge. — Il n'est aucun moyen aussi efficace pour enlever les taches de vin sur le linge que l'eau de Javel, utilisée de la manière suivante :

On imbibe parfaitement la partie tachée avec de l'eau de Javel pure. La tache ne tarde pas à disparaître. On plonge alors vivement le linge dans un vase d'eau fraîche préparé d'avance, et l'on frotte soigneusement tous les endroits touchés par l'eau de Javel, de manière à en faire disparaître toute trace.

Cette opération, faite promptement et intelligemment produit d'excellents résultats, aussi bien pour les taches de fruits que pour les taches de vin.

Moyen de préparer soi-même l'eau de goudron.

Dans certaines maladies, les médecins prescrivent l'usage de l'eau de goudron, il est même des personnes qui en boivent par goût. Il est donc économique de pouvoir la préparer soi-même, de manière a s'en approvisionner d'avance ou à mesure de la consommation qu'on est appelé à en faire.

Elle se prépare comme suit :

On prend une quantité convenable de goudron végétal, connu des marins et des bateliers sous le nom de goudron de Suède, de Norwège ou de Bayonne, et non pas de goudron de houille (coaltar), comme quelques personnes le font à tort. On le fait infuser dans huit fois son poids d'eau en ayant soin de remuer de temps en temps, pendant deux ou trois jours, le liquide avec une spatule de bois. Après une huitaine de jours de repos pour permettre au goudron non dissous de se déposer au fond du récipient, l'eau de goudron est faite : on la décante, on la filtre et on l'emmagasine dans des carafes ou des bouteilles bouchées soigneusement.

Cette eau se prend par tasse, édulcorée avec du sirop ou du lait ; quand on en fait usage dans les repas, on la mélange au vin ou à la boisson courante dans les mêmes proportions qu'on a l'habitude de le faire pour l'eau ordinaire.

Pour faire la limonade.

Voici le moyen de faire une excellente limonade :

Prendre les zestes de trois citrons et les faire infuser trois minutes dans un litre d'eau bouillante.

Passer ensuite au tamis, ajouter 750 grammes de sucre, et faire bouillir de nouveau le mélange, auquel on adjoindra le jus de trois citrons. Mettre en bouteilles après refroidissement.

Deux cuillerées à café de ce sirop dans un verre

d'eau donnent une boisson *dite* tempérante, usitée pour calmer la soif dans les maladies fébriles, et beaucoup mieux supportée par l'estomac que la limonade ordinaire.

Vinaigre des quatre-voleurs.

L'origine de ce produit de parfumerie est généralement peu connue.

Voici la version qui a été donnée à ce sujet :

C'était en 1720 pendant la peste de Marseille.

On ne rencontrait dans la ville que les pestiférés et leurs sublimes sauveteurs ; mais il s'y trouvait encore quatre joyeux drilles qui profitaient de la misère publique pour augmenter leur bien-être personnel.

Le fléau disparut et les voleurs, arrêtés, comparurent devant les juges.

Les magistrats leur demandèrent comment ils faisaient pour n'être pas atteints par le fléau.

Alors les voleurs racontèrent qu'ils se frottaient le corps et absorbaient un vinaigre dont voici la formule :

Vinaigre blanc, quatre pintes, plus une once et demie de chacune des substances suivantes : grande et petite absinthe, romarin, sauge, menthe, rue. On fait dessécher à demi deux onces de fleurs de lavande, et deux gousses d'ail, de girofle, de canelle de muscade ; on coupe les plantes, on concasse drogues sèches, on laisse infuser un mois au soleil, dans un vase bien bouché ; on coule, on filtre, et on ajoute une demi-once de camphre dissous dans l'alcool.

Tout le monde fut émerveillé ; les voleurs eurent leur grâce ; chacun copia leur recette et, par reconnaissance, on donna à leur invention le nom de Vinaigre des Quatre-Voleurs ».

Anisette.

On appelle ainsi une excellente liqueur de table dont les propriétés sont stomachiques et diges-tives.

On la prépare d'après la formule suivante :

Alcool à 85°..............	1 litre.
Essence d'anis vert..	4 gouttes.
Eau distillée.........	750 grammes.
Sucre................	500 —

On fait fondre le sucre dans l'eau froide, puis on dissout l'essence dans l'alcool et on mêle le tout.

Boisson pour malades.

Tout le monde connaît la préparation de la limonade, de l'orangeade et des grogs ; mais pour les pauvres malades altérés par la fièvre, il faut varier ces boissons le plus possible, afin de mieux étancher leur soif.

Voici un breuvage moins connu, plus facile pourtant à se procurer, et qu'ils boivent avec le plus grand plaisir :

Prendre deux ou trois pommes, les couper en morceaux sans les peler et les faire bouillir pendant un quart d'heure environ dans un litre d'eau ; passer dans une passoire, laisser la température de cette boisson s'abaisser à celle de la chambre du malade et la lui donner sans la sucrer.

Puces.

Pour éviter les puces, semez des petales de roses

sur votre lit, dans vos draps. Les insectes déserte-
ront bien vite.

Le remède est poétique et son odeur douce ne
peut agir sur les nerfs.

Mains

Pour blanchir les mains, mettre dans l'eau
dont on se sert de la farine de maïs qui, une fois
mouillée, forme une pâte douce qui nettoie très
bien.

Ce procédé exclut l'usage du savon, même si les
mains ont été salies par un travail grossier.

Ajoutez sur les mains quelques gouttes de glycérine avant de les essuyer et vous serez ravis du
résultat obtenu.

Nettoyage des Flacons

Pour nettoyer les flacons gras, qu'ils soient en
verre ou en porcelaine, mélangez à quantités
égales du sel de cuisine et du vinaigre. Lavez avec
cela, le résultat est parfait.

Un curieux appât

Les pêcheurs hollandais, très experts à pêcher
à la ligne, font des pêches étonnantes au moyen
d'un appât simple et vraiment curieux : ils emplis-
sent une bouteille en verre clair avec de l'eau, des
vers et des insectes, puis la ferment de façon à ce
qu'ils ne puissent s'échapper. La bouteille, attachée
à une ficelle, est jetée dans l'eau balayée par l'hameçon ; quand elle repose sur le fond, elle est bal-
lottée par le courant et son scintillement attire
une foule de poissons qui circule avidement
autour ; les animalcules frétillants enfermés dans
la bouteille excitent à tel point leur convoitise

qu'ils mordent à l'envi à l'hameçon qu'on leur tend.

Sueurs nocturnes

Essayez d'un remède bien simple : Dans une solution saturée de sel commun, faites tremper une chemise, laissez-la sécher complètement, mettez-la sur la peau le soir en vous couchant.

Ce traitement a réussi dans des cas où tous les autres remèdes avaient échoué.

Suspension de verdure

On prend une éponge commune ; plus elle est grosse, meilleure elle est. On la fait tremper dans de l'eau chaude jusqu'à ce qu'elle soit entièrement gonflée. Ensuite on la presse entre les mains, de manière à l'égoutter à moitié ; puis, dans les trous de l'éponge, on introduit des graines de millet, de trèfle rouge, d'orge, de pourpier, de lin, etc., de toutes plantes germant facilement et on choisit, autant que possible, celles donnant des feuilles de coloration et de formes variées.

On suspend l'éponge ainsi préparée dans l'embrasure d'une fenêtre où le soleil donne une partie du jour. Puis, tous les matins, pendant une semaine, on l'arrose, en pluie légère, sur toute la surface.

Les graines renfermées dans l'éponge se gonflent, germent et poussent des feuilles. On a bientôt une boule de verdure d'autant plus variée que les graines choisies l'auront été.

Feuilles de noyer

Parmi les nombreux traitements préconisés

contre le diabète, il en est un qui donne des résultats vraiment merveilleux. Ce traitement consiste tout simplement à boire, matin et soir, un grand verre d'une infusion de feuilles de noyer (20 à 25 grammes pour un litre d'eau).

Les feuilles de noyer activent la digestion et la circulation du sang, augmentent l'énergie des fonctions.

Sous leur influence, les chairs deviennent plus fermes, la pâleur chloratique fait place à une teinte rosée.

Leur action, il est vrai, est un peu lente. Il faut une vingtaine de jours au moins pour que les effets en soient sensibles.

On doit donc la conseiller non seulement dans le diabète mais aussi dans l'anémie, etc.

Argenterie.

Le moyen le plus simple et le plus pratique pour le nettoyage de l'argenterie consiste à battre en mousse un peu de savon noir dans de l'eau chaude. On laisse tremper quelques minutes l'argenterie dans cette eau, puis on la retire et on l'essuie. Par ce procédé elle devient aussi brillante que si elle était neuve.

Mouches.

Pour enlever les mouches de la viande il suffit de l'enduire d'huile d'olive.

Manière de faire revivre l'encre effacée sur le parchemin.

Il suffit d'étendre, au moyen d'un pinceau, une légère couche d'hydrosulfure d'ammoniaque. Ce

procédé est employé depuis longtemps à la bibl.o-
thèque d'Oxford. Je l'ai toujours employé avec
succès. *(M. Acius Ledieu*, conservateur de la bi-
bliothèque d'Abbeville.)

Moyen d'enlever les taches de cire ou de bougie.

Tout le monde connaît ce moyen d'enlever des
taches de cire, qui consiste à passer un fer chaud
sur un papier soie appliqué sur la tache. Mais or
n'a pas toujours un fer à sa disposition. Voici un
moyen rapide, fondé sur le même principe, et qui
est à la disposition de tout fumeur. Vous appliquez
sur la tache une feuille de papier à cigarettes et
vous promenez, à quelques millimètres du papier,
une allumette enflammée. La tache a bientôt disparu ; si elle est un peu grosse, il est bon de grat-
ter d'abord avec l'ongle pour enlever la plus grande
partie. Après l'opération un coup de brosse fait
disparaître toute trace. Ce moyen m'a toujours parfaitement réussi.

Moyen de conserver les vêtements de laine sans communiquer de mauvaise odeur à ces vêtements.

On peut d'abord se servir de plantes aromatiques qui ne laissent qu'une faible odeur et disparaît vite à l'air. Les principales plantes employées
sont le *romarin*, l'*hysope*, la *marjolaine*, la *lavande*.
Mais on peut aussi faire une teinture ainsi com-
posée :

    Alcool à 80°............. 8 grammes.
    Coloquinte broyée...... 1   —

Laisser en contact pendant huit jours, passer et
filtrez.

On arrose avec cette teinture les vêtements que l'on veut conserver, et on roule ensuite ceux-ci fortement dans un linge épais.

Cette manière d'opérer donne, paraît-il, d'excellents résultats ; c'est d'ailleurs un des procédés employés en Russie pour la conservation si difficile des étoffes et fourrures.

L'assistance médicale

La direction générale de l'Assistance publique au Ministère de l'Intérieur a pu se convaincre que les prescriptions de la loi du 15 juillet 1893, en ce qui concerne l'admission des malades indigents dans les hôpitaux, avaient été mal comprises.

Elle vient d'inviter les préfets à notifier de nouvelles instructions aux municipalités et aux commissions administratives des bureaux de bienfaisance.

Ces instructions font connaître que tout individu privé de ressources, atteint par la maladie, *doit être soigné.*

Si la maladie se produit dans une commune pourvue d'un hôpital, le traitement restera à la charge de cet établissement.

Si le malade peut être soigné à son domicile ou si, devant être hospitalisé, il se trouve dans une commune non pourvue d'un hôpital, c'est la commune où la maladie se sera déclarée qui sera tenue de fournir l'assistance médicale.

Dans les communes où les malades n'ont pas leur domicile de secours, la municipalité pourra exercer son recours contre la collectivité de ce domicile et ne restera tenue définitivement que de la dépense des dix premiers jours de traitement.

(Extrait du *Petit Provençal* du 18 janvier 1897.)

Le hoquet

C'est une contraction spasmodique du muscle diaphragme, causée par des trouble digestifs: elle dénote généralement une inflammation de l'estomac.

Beaucoup de recettes, plus ou moins efficace existent pour le faire passer, boire lentement, boucher les oreilles, avoir peur, etc. Le moyen plus simple et surtout le plus efficace, est d'éternuer, et pour cela rien de plus facile, un grain de tabac provoque un éternuement suffisant pour faire passer immédiatement le hoquet. Essayez et vous verrez.

Fluxion à la joue

Quand, par suite d'un violent mal aux dents, d'un refroidissement, d'un courant d'air, etc., une fluxion se produira à votre joue, faites vite le remède suivant, qu'a bien voulu nous communiquer M. L. Merinhargues, de Nîmes. Nous l'avons fait expérimenter et il donne des résultats merveilleux:

Prenez une gousse d'ail, enlevez la petite peau fine, pressez-la ensuite fortement entre vos doigts, de manière à en former un bouchon que vous mettez dans votre oreille (du côté où est la fluxion). Enveloppez bien durant toute la nuit toute la tête et même la joue malade.

Dès le début, vous éprouverez un tiraillement, puis une fraîcheur, mais le lendemain l'enflure et la douleur seront disparues.

La cigarette

Il a été reconnu et constaté que pour les jeunes garçons, c'est une aussi mauvaise habitude de fumer la cigarette que pour les adultes de fumer de l'opium.

Le tabac stimule d'abord les nerfs, puis les stupéfie. Le tabac rend les jeunes gens poitrinaires, il leur hypertrophie le cœur, il les rend fous. Que d'enfants charmants et bien portants sont devenus ainsi malades et inintelligents ! La cigarette est pire que la pipe ou le cigare. Si cette habitude persiste, le système nerveux s'affecte, l'action du cœur s'affaibli, et la circulation du sang diminue. En dehors de la qualité inférieure du tabac dont sont faites les cigarettes, la manière de les fumer est très préjudiciable. La fumée, qu'elle soit inhalée ou renvoyée par les narines, amène la sécheresse de la membrane qui tapisse la bouche, le larynx s'affaiblit, la voix perd de sa douceur et de sa clarté. Rien ne nuit plus aux organes vocaux d'un jeune garçon que l'habitude de fumer la cigarette.

Conservation du lait

Par les temps chauds, on peut conserver le lait pendant plusieurs jours en y ajoutant 1 gramme d'acide borique par litre de lait ; la présence de cet acide borique ne peut, en aucun cas, être nuisible au lait ni dangereux pour la santé.

L'arome des feuilles

On assure que le principe aromatique de divers fruits existe dans les feuilles mêmes de l'arbre, d'où il peut être dégagé. Le procédé serait le suivant :

Faire macérer les feuilles (du pommier ou du poirier, par exemple) dans de l'eau contenant un dixième de sucre et un peu de levure sans bouquet spécial, et laisser fermenter. Dès que la fermentation est établie, on perçoit l'arôme de la pomme ou de la poire Ce liquide soumis à la distillation, donne un produit alcoolique à fin goût de fruit. Il paraît que les feuilles de vigne, traitées de cette façon, donnerait une eau-de-vie fort agréable.

L'expérience, en tout cas, n'est ni difficile ni dispendieuse et mérite d'être tentée.

Mal de mer

Pour éviter les atteintes de cette maladie, prenez de temps à autre un petit verre de liqueur hygiénique, fumez des cigarettes de camphre, frictionnez-vous la tête, et le creux de l'estomac avec de l'eau sédative, respirez un flacon de la même eau, embarquez-vous à jeun et déjeunez avec du bon vin fortifiant, six heures après que vous êtes embarqués.

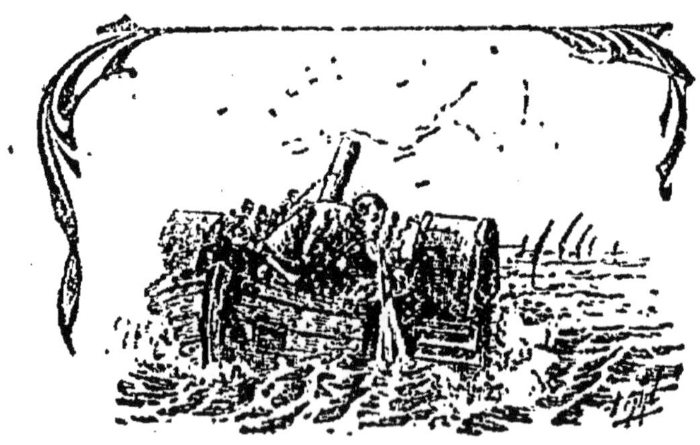

MANIÈRE DE FAIRE DE LA LIQUEUR HYGIÉNIQUE. — Mettez dans un litre d'eau-de-vie ordinaire

50 grammes d'écorce d'oranges, laissez macérer six jours dans la bouteille, ajoutez ensuite un litre d'eau ordinaire et 500 grammes de sucre; le tout bien mélangé, la liqueur est prête à prendre pour combattre le mal de mer.

Bouillon aux herbes pour malades.

Deux petites carottes, deux poireaux, quatre feuilles de laitue, huit feuilles d'oseille, deux litres d'eau, gros comme une noix de beurre, deux ou trois branches de cerfeuil.

Mettez le tout dans une casserolle, laissez cuire 1/4 d'heure, passez à la passoire et buvez tiède.

Incendie.

Pour fabriquer les fameuses grenades extinctrices. Prenez 10 kilos de sel ordinaire, 5 kilos de sel ammoniacal, faites dissoudre le tout dans 30 litres d'eau.

Quand ces sels sont bien dissous, mettez la solution en bouteilles bien bouchées.

En cas d'incendie, lancez une ou deux bouteilles dans le feu avec assez de violence pour qu'elles cassent.

L'incendie est arrêté immédiatement.

Légumes secs

Il arrive fréquemment que les légumes secs, tels que : pois, haricots, lentilles, etc., cuisent mal, surtout quand ils sont vieux et que l'on a à sa disposition de l'eau chargée de sels calcaires.

Ordinairement, on emploie la potasse, mais il est bien préférable de se servir de sucre.

Dans ce cas, non seulement les légumes cuisent bien, mais encore ils acquièrent une saveur fort agréable, à la condition d'ajouter un peu de sel.

Plantes d'appartement.

Le meilleur de tous les engrais pour les plantes d'appartement est le marc de café.

On en répand une couche très légère sur la surface des pots, on arrose.

Il faut remettre souvent une nouvelle couche, sans enlever l'ancienne.

Le marc de café prévient les maladies et donne de la vigueur aux plantes.

DERNIERE PARTIE

NOTICE

sur quelques Médicaments précieux que nous recommandons d'une façon spéciale.

Mélange tonique du professeur Peyronnet.

Nous croyons répondre au désir d'un grand nombre de personnes en publiant une notice sur le *Mélange tonique du professeur Peyronnet.*

Ce Mélange est composé de plantes aromatiques, mondées et triées avec le plus grand soin.

Régénérateur par excellence, il s'adresse au système musculaire, *au sang*, dont il facilite la circulation ; au *système nerveux*, qu'il fortifie, enfin à tout l'organisme en général.

Le *Mélange tonique Peyronnet* constitue, sans conteste le meilleur et le plus réparateur des fortifiants.

C'est surtout pour les personnes faibles, malades, âgées ou infirmes que le *Mélange tonique* présente une grande importance. Accepté avec plaisir par tous les malades, il augmente leur force et aide considérablement à la reconstitution générale.

La plus sûre des preuves des propriétés fortifiantes du *Mélange tonique Peyronnel*, c'est que les alcooliques n'éprouvent plus le besoin d'absorber des excitants dès qu'ils prennent régulièrement cette préparation.

Le *Mélange tonique Peyronnet* est recomman

dans les cas si nombreux de *Chlorose, Palpitations nerveuses, Anémie, Lymphatisme, Pâles couleurs, Pertes blanches, Vertiges, Convalescence, Débilité générale,* etc., etc.

Prix de la boîte pour faire deux litres, 2 fr. 50 par la poste, 2 fr. 75.

L. PEYRONNET, 32, rue Crémieux, à Paris.

Graisse miraculeuse.

Tel est le nom qu'un grand savant de l'Institut donne à la *Graisse de Marmotte.*

Elle est de fait miraculeuse en ce sens qu'elle produit, pour ainsi dire, des miracles dans une infinité de cas désespérés.

Elle guérit radicalement *toutes les douleurs, la goutte, les rhumatismes, les sciatiques, la paralysie, les névralgies, arthrite, lumbago, vieilles entorses, foulures, faiblesse des articulations,* etc.

Depuis que le monde est monde, la graisse de marmotte jouit d'une réputation universelle, et dans tous les pays où l'on chasse cet animal, c'est uniquement pour sa graisse.

C'est surtout en Savoie et au Saint-Bernard qu'on la rencontre en quantité, et dans ces pays elle est regardée, à juste titre, comme le meilleur de tous les remèdes contre les douleurs de tous genres.

Celle que nous offrons à nos clients vient précisément de la Savoie et du Saint-Bernard : préparée avec tous les soins possibles, elle donne des résultats merveilleux.

MODE D'EMPLOI. — On prend un morceau de flanelle dont on en fait un tampon en forme de boule, on y applique une certaine quantité de *Graisse de Marmotte,* puis on frictionne vivement et fortement la partie souffrante pendant au moins 8 ou 10 minutes. Enfin, on couvre bien la place frictionnée avec du coton ou de la flanelle que l'on fixe à l'aide d'une bande.

Seul dépôt pour la France de la Graisse de Marmotte dite miraculeuse :

L. PEYRONNET, 32 rue Crémieux, à Paris, téléphone : 928-49.

Prix du pot, 2 fr. 50 dans nos bureaux ; 2 fr. 75 franco par la poste contre mandat ou timbres.

Thé des Chartreux.

Le plus actif et le plus agréable de tous *les thés purgatifs, vulnéraires, disgestifs, dépuratifs, vermifuges et fortifiants.*

Le *Thé des Chartreux* doit la réputation qu'il s'est acquise à son incontestable supériorité sur tous les produits similaires répandus dans le commerce.

Ce produit n'est pas un remède secret, mais bien une combinaison profondément élaborée, de certaines substances, parmi lesquelles on peut citer au premier rang : la *Menthe*, la *Mélisse*, la *Mauve*, l'*Hysope*, etc., etc.

Ces fleurs et plantes aromatiques, mondées et triées avec soin, toujours *fraîches* et *nouvelles*, lui donnent une saveur franche et un arôme très agréable. — Il peut être pris et supporté par les personnes les plus difficiles et les plus délicates, son usage pouvant être continué longtemps sans fatigue aucune pour l'estomac.

Il possède tous les avantages des purgatifs, sans en avoir les nombreux inconvénients.

Il ne provoque ni nausées, ni vomissements.

l purge promptement et sans coliques.

Il peut être pris à toute heure du jour sans se déranger de ses occupations et sans changer sa nourriture.

Pour jouir d'une santé parfaite, prendre trois fois par semaine un verre de ce thé qui est un *purgatif doux, commode, agréable et convient à tout âge.* Souverain contre: *constipation, perte d'appétit, maux d'estomac, digestions pénibles, vapeurs, étourdissements, migraines, névralgies, hémorroïdes, maladies du foie, hydropisie, affections dartreuses.*

Nous dirons, en terminant, que le *Thé des Chartreux,* dont la réputation ne cesse de s'accroître, est une des *boissons les plus agréables* sous tous les rapports, et, au point de vue de l'hygiène, nous croyons rendre service aux personnes souffrantes en en répandant l'usage.

Prix de la boîte, 2 fr. 50 ; franco par la poste, 2 fr. 75.

L. PEYRONNET, 32, rue Crémieux, à Paris, seul dépositaire pour la France, la Suisse et la Belgique.

Guérison des maladies des voies urinaires et des reins.

Cystite chronique, incontinence et rétention d'urine, néphrites, douleurs, rhumatismes invétérés, gravelle, catarrhe vésical, échauffement et inflammations, quelle qu'en soit la nature, par le mélange des plantes du professeur Peyronnet, préparé par M. Chassagnette.

Après avoir fait macérer les herbes contenues dans la boîte, pendant huit jours, dans deux litres de vin blanc, on en boit trois verres à bordeaux par jour, à distance des repas.

L'effet de cette préparation sur les voies urinaires est tel que la quantité du liquide rendue est supérieure à celle ingérée.

Elle opère donc une véritable lessive des reins et entraîne aussi les sédiments uriques dont l'agglomération constitue les calculs.

Cette action sur la muqueuse fait comprendre son heureuse influence sur le catarrhe de la vessie.

Ces quelques mots suffiront pour montrer quelle précieuse ressource nous offrons pour toutes ces maladies.

Aussi, toutes les personnes qui ont une indisposition dans les reins, de la vessie ou des voies urinaires doivent, dans leur intérêt, essayer ce mélange incomparable.

Ecrire à L. PEYRONNET, 32, rue Crémieux, à Paris, téléphone : 928-49.

Prix de la boîte, 2 fr. 50 ; par la poste, 2 fr. 75.

Maladies secrètes et contagieuses.

Étant donné le caractère confidentiel de ces maladies, nos lecteurs comprendront qu'il nous est impossible de nous étendre longuement sur ce sujet dans ce livre lu par tous.

Toutes personnes atteintes de ces maladies (*Blennorrhagie, Écoulement, Gonnorhée, Uréthrite, Chaude-pisse, Syphilis, Ulcères syphilitiques, Excoriations, Chancres mous, etc., etc.*) n'auront qu'à nous écrire, nous leur donnerons les indications nécessaires

Nos renseignements sont confidentiels et les expéditions faites discrètement.

Notre traitement est absolument végétal et par conséquent n'a pas pour l'organisme les effets désastreux pour l'estomac et l'intestin des traitements généralement employés jusqu'à ce jour.

Pour l'homme comme pour la femme, prix du traitement : 10 francs ; franco, 10 fr. 75.

Dépuratif végétal du professeur Peyronnet.

La plupart des maladies sont dues à l'empoisonnement du sang vicié par le travail, la nourriture, les excès. Les précieuses plantes qui composent le *Dépuratif du professeur Peyronnet* possèdent une action merveilleuse sur le sang : en quelques jours elles balaient les impuretés qui s'y trouvent.

Par leur action sur le sang et les humeurs, ces plantes préviennent et guérissent les nombreuses maladies qui sont les conséquences de l'impureté du sang.

Ces plantes rafraîchissent, purifient, clarifient et régénèrent la masse du sang. Elles constituent le seul dépuratif végétal, naturel, dont l'action est toujours bienfaisante et jamais nuisible.

Il peut être pris par tout le monde, enfants, vieillards, malades ou non, à tous il donne la santé.

Ce dépuratif guérit toutes les maladies de la peau (abcès, anthrax, goitres, glandes, démangeaisons, eczémas, dartres, plaies de mauvaise nature).

Avec ce dépuratif plus de boutons, de rougeurs, d'éruptions désagréables.

A chaque changement de saison et au moindre signe d'impureté du sang, il faut prendre les plantes dépuratives du Professeur Peyronnet.

Prix, 2 fr. 50 ; par la poste, 2 fr. 75

Ecrire : 32, rue Crémieux, à Paris. Téléphone 928-49.

Hernies

Cet accident terrible, et dont les conséquences sont si funestes, a enfin son secret dévoilé.

Comme la préparation en est difficile et compliquée, nous n'avons pas cru devoir livrer ce secret à la publicité, de peur que quelqu'un de nos lecteurs, peu habitué à la connaissance des plantes, ne vienne à commettre une erreur quelconque, ce qui enlèverait toute la valeur de la préparation.

Moyennant 5 francs en mandat-poste, joint à la lettre de demande, nous adressons franco par la poste un pot de *Pommade herniaire* avec des instructions très détaillées.

Ce traitement est très facile, n'oblige pas à changer son genre de vie, ni à cesser son travail.

En peu de jours, il donne des résultats merveilleux, et la guérison complète en peu de temps.

Son usage est absolument externe.

La première application de cette pommade végétale produit un soulagement immédiat dans les cas même les plus rebelles. Des milliers de personnes lui doivent déjà leur guérison radicale, qu'elles croyaient impossible, après avoir essayé des centaines de remèdes sans aucun résultat.

Adresser lettres et mandat à L. PEYRONNET, 32, rue Crémieux, Paris, téléphone 928, 49.

Nota. — Pour que la guérison soit rapide et absolument certaine, il faut prendre en même temps que la *Pommade herniaire*, une boîte de *Graines de Longue-Vie.*

Prix, 2 fr. 50 dans nos bureaux; 2 fr. 75 francs par la poste. (Voir lettre ci-dessus.)

Thé Peyronnet

Voulez-vous prendre après vos repas une boisson délicieuse ? Prenez du *Thé Peyronnet*.

Il facilite la digestion, fait disparaître les biles, les aigreurs, les renvois.

Pas de drogues qui détériorent l'estomac, rien que des plantes qui fortifient et vous rendent votre vigueur de vingt ans.

Des milliers de familles préfèrent notre thé à toutes les boissons digestives connues jusqu'à ce jour.

Ce n'est pas une merveille, mais bien une simple composition de plantes qui font que la nourriture que vous prenez vous profite, se transforme en sang pur, en vigueur, etc.

Pour vous en rendre compte, essayez-en une boîte et vous serez émerveillé.

C'est le secret de la longévité !

Prix, 2 fr. 50 dans nos bureaux; franco par la poste, 3 francs.

L. PEYRONNET, rue Crémieux, 32, Paris. Téléphone 928, 49.

Maladies de l'estomac et des intestins

Guérison radicale par les *Graines de Longue-Vie* et le *Thé Peyronnet*.

Il n'y a pas de maladies plus pénibles, plus cruelles et aussi nombreuses que les affections d'estomac. Malheureusement, leur nombre s'explique par le peu de soins dont elles sont entourées par les malades eux-mêmes, qui se soignent à tort et à travers, n'ayant trop souvent pour guérir que leur imagination.

De cette façon elles sont toutes traitées, sans distinction, par des remèdes la plupart du temps nullement appropriés à chaque cas particulier. Ce sont toujours des cachets, des eaux, du bicarbonate de soude ou quelque produit analogue, que vous soyez atteint de dyspepsie, de gastrite, de gastralgie.

Et ce n'est certainement pas en essayant une foule de remèdes les uns après les autres, sans discernement qu'on peut trouver réellement un soulagement à son mal : on vous promet énormément, mais on tient peu. Si votre estomac est souffrant, est sujet à l'*inflammation*, car dans toutes les maladies d'estomac il y a inflammation de la muqueuse stomacale, et c'est un *point par où toutes les affections stomacales se ressemblent*, s'il est atteint de dyspepsie, de gastralgie ou d'atonie, il se trouve par le fait même dans l'impossibilité de supporter toutes les drogues qu'on y introduit *mal à propos* et les remèdes irritants, souvent des poisons, qui le délabrent tout à fait.

Ce qu'il lui faut, c'est un traitement rationnel capable de le régénérer et destiné à faire tomber cette inflammation, cette pesanteur, que l'on rencontre toujours en ce cas.

Seules les *Graines de Longue-Vie*, absolument naturelles, ayant un goût de noisette exquis, peuvent réaliser ce problème.

Elles se prennent comme les graines de lin, e matin au saut du lit.

Prix de la boîte, 2 fr. 50 ; franco par la poste, 2 fr. 75, avec instruction.

Après chaque repas, boire une bonne tasse de *Thé Peyronnel.* — Prix, 2 fr. 50 franco par la poste, 2 fr. 75.

L. Peyronnet, rue Crémieux, 32, à Paris. Téléphone 928, 49.

Les Bonbons des Chartreux

Bien supérieurs à toutes les préparations appelées pastilles, gommes, pâtes, etc.

Les Bonbons des Chartreux sont les seuls qui procurent un calme instantané aux organes de la respiration.

Ils soulagent en quelques minutes la Toux, le Rhume, les Maux de gorge.

En facilitant la respiration, ils procurent une amélioration sensible dans l'Asthme. Ils parfument la bouche du fumeur.

Mères de famille, donnez à vos enfants les Bonbons des Chartreux, c'est pour eux une précieuse gourmandise qu'ils mangent toujours avec plaisir.

Ces délicieux bonbons seront considérés, à juste titre, comme les plus efficaces dans toutes les affections de la poitrine.

Ne pas les confondre avec les préparations vendues par les charlatans qui, dans tous les journaux, font des annonces très alléchantes et ne soulagent que le porte-monnaie des malades.

Il n'existe en France qu'un seul dépôt de ces bonbons précieux ; s'y adresser directement pour ne pas être trompé.

Prix de la 1/2 boîte, 0 fr. 50 ; franco par la poste, 0 fr. 60. — Prix de la boîte, 1 franc ; franco par la poste, 1 fr. 20.

L. Peyronnet, *32 rue Crémieux, Paris.* — Télé.

phone 928-49. — *Seul dépositaire de ce produit merveilleux pour la France, la Suisse et la Belgique.*

La constipation

La constipation et l'inflammation du sang sont
les causes principales de l'usure prématurée de
nos organes, et par suite de la mort en bas-âge.

Guérir la constipation, rafraîchir le sang, rien
de plus facile; mais ce n'est pas aux drogues qu'il
faut avoir recours, c'est à un produit naturel qui
est pour le corps humain ce que la goutte d'huile
est pour la machine mécanique.

Nos ancêtres appelaient ces graines *le Secret de
Longue-Vie* ou *les Graines de Longue-Vie.*

Comme la plante qui les produit est fort rare et
exige une culture spéciale, on avait cherché à la
remplacer par les graines de lin, la tisane de pariétaire, d'orge, de mauve, etc.

Mais il faut avouer que seules les **Graines de
Longue-Vie** guérissent radicalement, en peu de
jours, la constipation la plus opiniâtre et rafraîchissent le sang de manière à le purifier et à le
transformer en moins d'un mois.

Comme pour les graines de lin, on en prend une
cuillerée à bouche dans un verre d'eau fraîche, le
soir, avant de se coucher et le matin au saut du
lit.

Etant très petites, on les avale très facilement
avec l'eau après les avoir remuées un moment.
Les enfants en sont gourmands à cause de leur
goût de noisette rôtie.

Prix de la boîte pour 10 jours : Dans nos bureaux, 2 fr. 50; par la poste, 2 fr. 75 en mandat ou

bon, à L. Peyronnet, 32, 33 *et* 21, *rue Crémieux, à Paris* (en face la gare de Lyon).— Téléphone 928-49.

AVIS TRÈS IMPORTANT.— Tous nos produits étant d'une efficacité absolument certaine, de nombreuses imitations et contrefaçons existent déjà. Nous prions donc les personnes soucieuses de leur santé de bien vérifier notre marque avant d'acheter, car les produits de nos imitateurs et contrefacteurs sont toujours nuls comme efficacité et même dangereux.

Voulez-vous ne plus souffrir des dents, en empêcher la carie et les conserver blanches et saines ? N'employez que la **Dentiline**, parfum exquis sans rival, extrait des plantes par le Professeur L. Peyronnet.

Mode d'emploi

Journalier, préventif. — Verser quelques gouttes d'Elixir dans un quart de verre d'eau (l'eau tiède est préférable). Imbiber la brosse et nettoyer les dents en les frottant en tous sens. Se rincer la bouche avec l'eau ainsi aromatisée, l'action tonique et bienfaisante de l'Elixir se fera sentir immédiatement.

L'Elixir ainsi employé neutralise d'une façon absolue toutes les causes d'altération que peuvent subir les dents et en assure la conservation parfaite jusqu'à l'âge le plus avancé.

Duratif. — Quand les gencives sont molles et que tout l'appareil dentaire est sensible, conserver iques minutes dans la bouche une cuillerée café de l'Elixir pur ou mitigé d'un tiers ou d'une moitié d'eau. La souffrance se dissipe instantanément.

Quand, en particulier, une dent est malade, on arrête à la minute la douleur la plus intense en introduisant une boule de coton, imbibée d'Elixir, dans la partie cariée.

On doit l'employer en frictions pour faire disparaître les névralgies dentaires, même les plus rebelles.

Prix du flacon, 1 franc; franco par la poste, 1 fr. 25 en mandat ou timbre, à M. L. PEYRONNET, 32, *rue Crémieux, à Paris.*

AVIS TRES IMPORTANT. — Tous nos produits étant d'une efficacité absolument certaine, de nombreuses imitations et contrefaçons existent déjà. Nous prions donc les personnes soucieuses de leur santé de bien vérifier notre marque avant d'acheter, car les produits de nos imitateurs et contrefacteurs sont toujours nuls comme efficacité et même souvent dangereux.

Vos cheveux et votre barbe sont un don précieux de la nature, votre beauté et votre santé en dépendent. N'employez plus de drogues, servez-vous de l'eau Notre-Dame préparée par le professeur PEYRONNET, 32, rue Crémieux, à Paris.

Sans rivale pour embellir, conserver et régénérer les cheveux et la barbe, elle en arrête la chute en 4 jours, les fait repousser en 8 à 10 jours. Sans les teindre, elle leur rend leur couleur et nuance naturelles primitives en 15 à 20 jours. Elle détruit les pellicules en 3 jours et régénère même les cheveux dont l'état est désespéré.

C'est en même temps un préservatif souverain contre toutes les maladie de la chevelure et de la peau, telles que : Teigne, Pelade, Eczéma Herpès, etc. Elle est absolument sans danger, ne donne aucune douleur de tête, ne tache pas, ne graisse point.

L'eau Notre-Dame donne aux cheveux et à la barbe une grande souplesse, un brillant extra, en facilite la frisure. Elle répand sur toute la personne un parfum suave.

Mode d'emploi

Tous les matins, ou au moins trois fois par semaine, bien frictionner les cheveux et la barbe. Pour plus de détails, voir le prospectus qui accompagne chaque expédition.

Prix du flacon (1/4 de litre), 3 francs dans nos bureaux.

Par colis postal franco en gare 3 fr. 75.

Les deux flacons franco en gare, 6 fr. 50. Bien indiquer la gare la plus rapprochée.

Envoyer lettres et mandats-poste ou bons à L. PEYRONNET, directeur de l'Œuvre humanitaire, 32, 33 et 21, rue Crémieux, à Paris. — *Téléphone 928-49.*

Hémorroïdes et Fissures

Les hémorroïdes ont été considérées, jusqu'à ce jour, comme incurables, elles ne le sont plus depuis la découverte de la *Pommade végétale.*

Cette précieuse préparation est la seule qui guérit radicalement cette affection, qui, tout en n'étant pas grave par elle-même, le devient si l'on néglige de la soigner, et peut entraîner des souffrances terribles d'abord, puis la mort.

L'usage de la *Pommade végétale* arrête la constipation, que les hémorroïdes provoquent toujours.

Outre les hémorroïdes, la *Pommade végétale* guérit aussi les fissures à l'anus et évite ainsi l'opération, qui est toujours dangereuse et même souvent mortelle.

L'emploi de cette pommade est très facile; il suffit de se conformer aux instructions du prospectus qui accompagne chaque pot.

Prix du pot, 5 fr.; franco par la poste, 5 fr. 25 en mandat ou timbres à l'adresse de l'inventeur L. PEYRONNET, Paris, 32, rue Crémieux.

NOTA. — Pour que la guérison soit rapide et absolument certaine, il faut prendre en même temps que la *Pommade végétale*, une boîte de *Graines de Longue-Vie*. Prix dans nos bureaux, 2 fr. 50; franco par la poste, 3 francs.

Odeur du nez

La mauvaise odeur du nez est de plus en plus commune, car elle constitue une maladie contagieuse dont on avait perdu depuis longtemps la vraie recette.

Aussi, sur cent personnes, il y en a vingt-cinq, soit un quart, dont la bouche ou le nez exhalent une odeur nauséabonde qui vous éloigne d'elles, vous les fait éviter et rend leur présence toujours très désagréable en société, quand elle n'est pas absolument insupportable.

Ces personnes seront heureuses d'apprendre que notre poudre nasine est préparée d'après la recette la plus ancienne, que son emploi n'offre aucun inconvénient et que la réussite est certaine.

En moins de huit jours, la mauvaise odeur disparaît ainsi que la cause qui la produisait.

Elle se renifle exactement comme le tabac à priser, à raison de 4 à 5 prises par jour; il est très rare qu'elle produise l'éternuement même le plus léger.

Prix de la boîte avec intsruction et sans aucun signe extérieur, 8 fr. franco par la poste (dans nos bureaux 2 fr. 50), en bon ou mandat-poste à L. PEYRONNET, 32, 33, 21, rue Crémieux, à Paris (en face la gare de Lyon).

Avis très important. — Tous nos produits étant d'une efficacité absolument certaine, de nombreuses imitations et contrefaçons existent déjà. Nous prions donc les personnes soucieuses de leur santé de bien vérifier notre marque avant d'acheter, car les produits de nos imitateurs sont toujours nuls comme efficacité et même souvent dangereux.

Savon hygiénique Peyronnet

Le savon est indispensable à l'hygiène, et les bonnes préparations sont rares, coûtent cher et ne peuvent être utilisées par toutes les bourses.

Nous avons cru rendre service à nos nombreux clients en faisant préparer un savon vraiment hygiénique et bon marché.

N'employant que des matières premières les plus pures, ce savon est exempt de toute causticité, il débarrasse la peau de toutes les molécules étrangères qui obstruent ses pores, il offre à l'absorption, par les frictions nécessitées par tout lavage, des particules parfumées qui rafraîchissent tonifient, adoucissent la peau nacrée de l'épiderme et facilitent ses fonctions.

Nous le conseillons non seulement pour les mains et le visage mais aussi pour les bains et la toilette des dames, dont l'excessive sensibilité du système dermoïde doit être ménagée avec soin.

Prix, dans nos bureaux : 1 fr., franco par la poste : 1 fr. 25, L. PEYRONNET, 32, rue Crémieux, Paris, téléphone 928-49.

PRIME A NOS LECTEURS

Calme-douleurs

Nous sommes heureux d'offrir à nos lecteurs, comme prime, la découverte la plus merveilleuse de notre siècle : le *Calme-Douleurs japonais*.

Ce petit appareil donne des résultats surprenants, par simple friction, dans une infinité de maladies.

La science des herbes est et restera la meilleure amie de notre humanité, que tant de douleurs viennent assaillir.

Il est des maladies insaisissables, dont le mystère et la soudaineté déconcertent l'attention des savants. — Ces maladies, sur lesquelles le *Calme-Douleurs peut exercer sa si merveilleuse action, son secours providentiel, ce sont : les névralgies cérébrales ou odontalgiques, la Migraine et les Piqûres et Morsures.*

La *Névralgie* et la *Migraine* affolent notre cerveau sans causes appréciables. — Pénètrent-elles en nous par les yeux et les oreilles ? On ne sait. *La lumière trop vive, le bruit trop grand,* peuvent les provoquer.

La *Névralgie dentaire,* cette rage lancinante et redoutée, qu'est-elle ? Un affolement momentan des fibres nerveuses du système dentaire « sous le choc de l'air aspiré et passant par quelque trou ou fissure de la dent, soit par les interstices de ses alvéoles. »

La *Migraine* est une *Névralgie* n'affectant qu'une partie du crâne.

La *Thérapeutique* ne peut rien contre ces maux ou très peu. L'*Antipyrine*, tant vantée, n'est qu'un leurre d'un instant. Souvent la médecine, loyalement, se déclare impuissante et ne peut guère vous conseiller que des purgatifs.

Le *Calme-Douleurs* ou *Calmant universel* n'est point une médecine. Son action est toute d'impressions fortes et soudaines. Il glisse en vous son bienfait par *incorporation* et *vaporisation*. En moins de *30 secondes*, il domine vos sensations, il stupéfie la douleur par des impressions contraires. Votre front étant brûlant, il le glace; il raffermit les gencives et *accomplit ce miracle de faire souvent taire une rage de dents en moins d'une minute.*

L'action du *Calme-Douleurs* a quelque chose d'électrique, et c'est ce qu'il faut à ces douleurs qui viennent à vous sous le couvert du mystère.

Pour le mode d'emploi, voir l'instruction en langue française qui accompagne chaque *Calme-douleurs.*

Le *Calme-Douleurs japonais* dure au moins deux ans en s'en servant tous les jours.

A titre de prime, nous offrons à tous nos lecteurs le *Calme-Douleurs japonais* au prix de **2 fr. 50** (au lieu de **5** francs), rendu *franco* à domicile par la poste, **2 fr. 75**. Envoyer pour cela mandat ou timbre à L. PEYRONNET, 32, rue Crémieux, Paris (*seul dépositaire pour la France, la Suisse et la Belgique*).

LE LIVRE DU CULTIVATEUR

BELLE RELIURE ANGLAISE

Très fort   très joli volume grand in-18 jésus de 828 pages

S'il est un livre vraiment utile et indispensable à la culture, c'est sans contredit *le Livre du Cultivateur*. L'auteur, en le publiant, a voulu procurer à tous les cultivateurs les moyens de **réduire leurs frais et d'augmenter leurs profits**.

Nous donnons ci-après un résumé très abrégé, mais cependant suffisant, de la table des matières, pour permettre de juger l'importance de cet unique ouvrage.

Ire PARTIE. — **Culture.** — Installations et conseils. Soins à donner au ménage. Amendements et engrais.

Céréales. — Blé, seigle, orge, avoine, sarrasin, maïs, millet, etc.

Légumineuses. — Fèves, haricots, doliques, pois, vesces, lentilles, pois chiches, gesses, etc.

Prairies naturelles et artificielles. — Trèfle rouge, blanc, incarnat, luzerne, minette, sainfoin, choux, colza, navette, moha, sorgho, etc. Destruction des plantes nuisibles.

Plantes fourragères. — Pommes de terre, betteraves, carottes, raves, navets, topinambours, etc.

Plantes industrielles. — Colza, navette, caméline, pavot, cérame, chanvre, lin, garance, gaude, safran, houblon, chicorée à café, etc.

Récoltes. — Leur rentrée et leur conserva-

En un mot, tout ce qui intéresse le cultivateur, tout ce qui touche à ses intérêts, de près ou de loin, a été traité à fond dans l'ouvrage que nous offrons au public. C'est une bonne fortune que de le posséder chez soi. Il rendra certainement des services inappréciables.

Au surplus, le succès avec lequel il est accueilli dans la culture est le plus bel éloge qu'on en puisse faire.

Pour recevoir franco, par la poste, ce magnifique volume, adresser 7 francs en mandat ou timbres à L. PEYRONNET, 32, rue Crémieux, à Paris.

Malades !

Si vous habitez la province et que vos moyens ne vous permettent pas de venir nous rendre visite, répondez au Questionnaire suivant, et par retour du courrier vous aurez la réponse désirée.

1. Votre âge, votre nom, votre profession, votre adresse exacte et bien écrite.

2. Votre état général, constitution, tempérament.

3. Votre appétit, votre digestion, êtes-vous constipé ?

4. Avez-vous une maladie héréditaire ?

5. Dormez-vous bien ?

6. Vos urines déposent-elles ? Urinez-vous librement et souvent ?

7. Avez-vous une maladie contagieuse ?

8. Toussez-vous ? Crachez-vous ? Votre toux est-elle grasse ou sèche ?

9. Depuis quand êtes-vous malade ? Comment a débuté votre maladie actuelle ?

10. Indiquez-moi les traitements que vous avez déjà suivis et adressez-moi, si possible, les dernières ordonnances ?

11. Avez-vous des douleurs, maux de reins, migraines, névralgies ?

Ne pas craindre de nous ennuyer par de longues lettres, même mal écrites, car nous tenons à bien renseigner les personnes qui nous font l'honneur de nous accorder leur confiance.

Adresser les lettres à L.-PEYRONNET, directeur de l'*Œuvre Humanitaire*, 32, rue Crémieux, Paris.

TABLE DES MATIÈRES

679. — Imp. A. BARROIS, 44, avenue de Gennevilliers, Colombes.